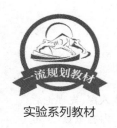

一流规划教材

实验系列教材

国家级生命科学实验教学示范中心　实验教材

OPERATION GUIDE OF TOPOGRAPHIC ANATOMY

局部解剖学实操指导

主　编　焦　轶
副主编　张正治　刘晓庆

U0256650

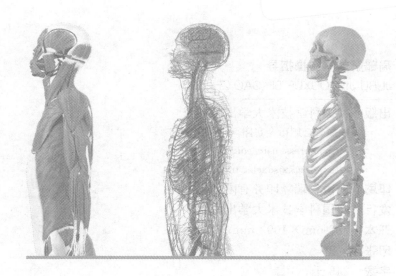

中国科学技术大学出版社

内 容 简 介

本书分为18个解剖实验操作单元,按照解剖操作先易后难、先远后近、由浅入深、先理论后实践的原则安排实操顺序。每个实操单元分为4个板块:教学目的、操作方法、内容重点、思考题。通过实地解剖,学生可牢固掌握解剖学基本知识,培养动手操作以及观察分析的能力,为临床其他主要课程的学习打下坚实的基础。

本书适合高等院校临床医学及相关专业学生学习使用。

图书在版编目(CIP)数据

局部解剖学实操指导/焦轶主编. —合肥:中国科学技术大学出版社,2024.3
ISBN 978-7-312-05909-4

Ⅰ. 局… Ⅱ. 焦… Ⅲ. 局部解剖学—高等学校—教学参考资料 Ⅳ. R323

中国国家版本馆 CIP 数据核字(2024)第 047841 号

局部解剖学实操指导
JUBU JIEPOUXUE SHICAO ZHIDAO

出版	中国科学技术大学出版社
	安徽省合肥市金寨路 96 号,230026
	http://press.ustc.edu.cn
	https://zgkxjsdxcbs.tmall.com
印刷	安徽省瑞隆印务有限公司
发行	中国科学技术大学出版社
开本	787 mm×1092 mm 1/16
印张	9.5
字数	246 千
版次	2024 年 3 月第 1 版
印次	2024 年 3 月第 1 次印刷
定价	39.00 元

前　言

　　局部解剖学是研究人体各局部内器官(结构)间相互关系的科学,主要包括人体各局部结构的层次、结构特点、区域内各结构之间的毗邻关系、局部记载及临床意义。只有在掌握人体正常形态结构的基础上,才能正确理解人体的生理功能和病理变化,区别生理与病理状态,从而对疾病进行正确的诊断和治疗。通过局部解剖学的实操训练,学生可以明确人体、各部主要器官或结构的解剖学特点、血供特点、神经支配及淋巴回流、与周边结构的毗邻关系及其相关的临床意义,为临床各学科尤其是外科学、影像学等学科的学习打下坚实的基础。为了使学生对局部解剖学实习操作有章可循,方便高效,提高教学质量,我们根据教学大纲要求,编写了这本《局部解剖学实操指导》。

　　本书着重于教学大纲中要求掌握的内容,明确了重点、难点,也列出了需要了解的内容范围,各部分侧重介绍了操作方法,对实操具有很强的指导性,同时突出了内容提要,可谓"干货满满",并附有复习思考题,特别是其中的临床病例分析,可为后续的形态学学习打下一定基础,学以致用。

　　感谢中国科学技术大学生命科学与医学部国家级生命科学实验教学示范中心赵忠主任和倪芳老师在整个书稿编撰过程中给出的指导意见,保证了书稿的针对性和实用性;感谢医学实验教学中心计永胜和胡媛萍老师在书稿撰写阶段给予的指导意见和帮助,使得书稿阅读起来更加流畅,可读性更强;感谢生命科学实验教学中心李旭、李卫芳、王秀海、罗建川、赵伟、郭振、孙红荣、王冬梅、张倩、刘晓燕、黄伊娜和吴慧慧等老师在书稿修改阶段给予的建议,使得书稿更加完善。本书封面及内容插图均来自山东数字人科技股份有限公司提供的图片资源,已获得公司图片使用授权。

　　由于编者水平有限,错误和不足之处难免,敬请批评指正。

编者

2023 年 8 月

前　言

目　　录

绪　　论

一、学习目的与方法

目的：局部解剖学（regional anatomy）——以系统解剖学为基础，研究人体各区域如下内容：① 由浅入深的层次；② 器官的形态、位置与毗邻关系；③ 重要器官的血管供应与神经支配；④ 血管神经的分支、走行与伴行关系；⑤ 标志结构与表面解剖（体表投影）。局部解剖学是临床手术与技能操作的应用基础。

方法：解剖（dissecting）与观察（observing）。

二、人体分区

人体可分为头、颈、躯干（包括胸部、腹部、盆部与会阴）及四肢（包括上肢和下肢）。头与躯干的基本结构大致相同，均由皮肤、浅筋膜、深筋膜、肌骨骼等共同构成腔或管，容纳并保护中枢神经、感觉器官和内脏器官等。

三、人体的基本结构

（1）皮肤（skin）。

（2）浅筋膜（superficial fascia）。

（3）深筋膜（deep fascia）。

（4）肌（muscle）。

（5）血管：动脉（artery），静脉（vein）。

（6）淋巴管与淋巴结：淋巴管（lymphatic vessel），淋巴结（lymph node）。

（7）神经（nerve）。

（8）骨与骨连接：骨（bone），骨连接（bone union）。

四、常用解剖器械

常用解剖器械有以下四类（图 0.1）：

（1）解剖刀（scalpel）。

（2）解剖镊（dissecting forceps）。

（3）解剖剪（scissors）。

（4）血管钳（hemostatic forceps）。

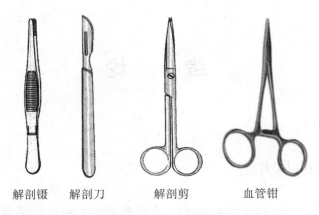

解剖镊　　解剖刀　　　解剖剪　　　血管钳

图 0.1　常用解剖器械

这些器械的握持方法如图 0.2 所示。

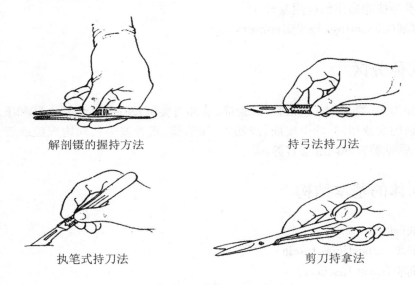

解剖镊的握持方法　　　　　　　持弓法持刀法

执笔式持刀法　　　　　　　　　剪刀持拿法

图 0.2　解剖器械握持法

五、解剖操作基本技术

(1) 解剖皮肤:根据理论课 PPT 图片示意划线切开皮肤,用解剖刀锐性分离,暴露浅筋膜。解剖皮肤的方法如图 0.3 所示。

(2) 解剖浅筋膜:找出浅静脉、皮神经等浅筋膜内结构(乳腺、淋巴结等),去除浅筋膜。

(3) 解剖深筋膜:切开深筋膜,分离深面的肌肉,必要时去除该筋膜。

(4) 解剖血管、神经:钝性分离血管神经干,再修洁出分支,并追踪其分布。

(5) 解剖肌:从肌间隙入手,钝性分离出肌肉的轮廓及其起止点,并找出供应该肌的血管神经。

　（6）解剖脏器：用手触及脏器的表面，感受其形态、质地、颜色、位置、毗邻器官、体表投影等；根据解剖要求，进一步用器械解剖、观察其血管神经、出入结构及内部构造等。

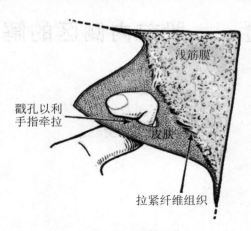

图 0.3　剥离皮肤

实验一　股前内侧区的解剖

一、了解部分

(1) 股前内区、小腿前外区皮神经的分布。
(2) 缝匠肌、股内侧肌群的起止。
(3) 股静脉的行程及属支。
(4) 股中段断面解剖(自学)。

二、理解部分

(1) 大隐静脉回流特点。
(2) 阔筋膜及其形成结构。
(3) 股前肌群、股内侧肌群的作用及神经支配。
(4) 血管腔隙、肌腔隙、股鞘的形成。
(5) 股疝、股动脉穿刺的临床应用解剖。
(6) 闭孔动脉、神经的行程及支配。

三、掌握部分

(1) 大隐静脉的行程要点及伴行神经,五大属支及伴行的浅动脉。腹股沟浅淋巴结的位置及引流区。
(2) 髂胫束的形成及作用。
(3) 股前肌群、股内侧肌群的组成、排列。股四头肌的起止、作用及神经支配。
(4) 血管腔隙、肌腔隙、股鞘、股三角、收肌管的境界及内容。股管的特点及交通,股环的境界。
(5) 股动脉的行程及分支分布概况。
(6) 股神经的行程及分支分布概况。
(7) 能够熟练应用下列专业英语词汇:great/small saphenous vein(大、小隐静脉);superficial inguinal lymph nodes(腹股沟浅淋巴结);lateral femoral cutaneous nerve(股外

侧皮神经）；saphenous nerve（隐神经）；fascia lata（阔筋膜）；quadriceps femoris（股四头肌）；iliopsoas（髂腰肌）；adductor brevis（短收肌）；adductor hiatus 收肌腱裂孔；iliotibial tract（髂胫束）；lacuna musculorum（肌腔隙）；lacuna vasorum（血管腔隙）；femoral sheath（股鞘）；femoral canal（股管）；femoral triangle（股三角）；adductor canal（收肌管）。

四、重点与难点

（一）重点

（1）大隐静脉。

（2）髂胫束。

（3）股四头肌。

（4）局部重要结构（血管腔隙、肌腔隙、股鞘、股管、股环、股三角、收肌管）。

（5）股动脉、股神经。

（二）难点

（1）血管腔隙、肌腔隙、股鞘的形成。

（2）股管的形成与交通。

操作方法

一、解剖股前内侧区

（一）皮肤切口

尸体仰卧位，作如图1.1所示切口。

1. 切口1

从髂前上棘沿腹股沟作一斜行切口至耻骨结节，然后向下、向后延伸绕阴囊根部（男性）或大阴唇外侧缘（女性）至大腿内侧面。

2. 切口2

经过胫骨粗隆水平作一横行切口，两端分别达小腿内、外侧面。

3. 翻皮

由切口1中点向下沿大腿前面作纵切口直达切口2。将皮肤向两侧翻起。

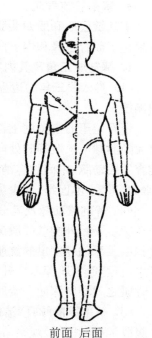

前面 后面

图1.1 全身皮肤切口示意图

（二）层次解剖

1. 解剖浅筋膜

（1）解剖**大隐静脉**及其属支：于股骨内侧后缘处脂肪组织内找到大隐静脉。向上追踪大隐静脉至耻骨结节外下方 3～4 cm 穿深筋膜处（暂勿向深方追踪）。此处附近可见**腹股沟浅淋巴结**，其中 2～6 个沿腹股沟韧带下方排列成上群，其余 2～7 个在大隐静脉末段两旁纵行排列成下群，淋巴结看到后可以除去。用镊子将大隐静脉近侧端轻轻提起，在附近寻找汇入大隐静脉的 5 条属支：① **腹壁浅静脉**，来自腹前壁下部浅层；② **旋髂浅静脉**，来自髂前上棘附近；③ **阴部外静脉**，来自外生殖器；④ **股外侧浅静脉**，来自股前区外侧部；⑤ **股内侧浅静脉**，来自股前区内侧部。

然后纵行切开大隐静脉近侧段，除去血凝块，观察其内的静脉瓣。

（2）解剖皮神经：在浅筋膜内寻找下列皮神经：① 在**髂前上棘**下方 5～10 cm 处寻找穿深筋膜浅出的**股外侧皮神经**；② 于股骨内侧保后缘处寻找伴行于大隐静脉的**隐神经**；③ 其他皮神经如**股神经前皮支和内侧皮支**、**闭孔神经皮支**等分布于大腿前面和内侧面。

2. 解剖深筋膜

在耻骨结节外下方大隐静脉穿深筋膜处，用镊子提起大隐静脉近侧端，用刀柄刮除其周围的疏松结缔组织（**筛筋膜**），观察**隐静脉裂孔**的形状和位置。**阔筋膜**在股外侧面增厚形成**髂胫束**。该束起自髂嵴，止于胫骨外侧髁。在髂前上棘稍下方向下纵行切开阔筋膜至髌骨外侧缘，用刀柄将阔筋膜与深层组织分离后，沿腹股沟韧带下方切断阔筋膜并将其翻向内下，注意勿损伤**隐静脉裂孔**内的结构。用手指深入股外侧肌后方，验证位于股前、后肌群间的股外侧肌间隔。

3. 解剖股前群肌

辨认缝匠肌和股四头肌。注意股四头肌 4 个组成部分及其向下形成的**股四头肌肌腱**。该腱止于髌骨上缘和内、外侧缘，并通过**髌韧带**向下附于**胫骨粗隆**。

4. 解剖股三角及其内容

（1）辨认股三角的边界：上界为**腹股沟韧带**，外侧界为**缝匠肌内侧缘**，内侧界为**长收肌内侧缘**。

察看位于股三角内上部的**股鞘**。股鞘为包绕股血管近侧段的薄层筋膜鞘，呈漏斗形。自大隐静脉汇入股静脉处向上纵行切开股鞘前壁，可见股鞘被两个筋膜隔分为三个腔，**外侧腔容纳股动脉**、**中间腔容纳股静脉**、**内侧腔即股管**。用镊子小心夹出位于股管内的**淋巴结**（常为一个小淋巴结）和少量疏松结缔组织，并向上探查股管的上口（即**股环**）。

（2）解剖**股动脉**及其分支：用镊子提起股动脉，在距腹股沟韧带下 3～5 cm 处寻找起自股动脉主干后外侧壁的**股深动脉**，该动脉经耻骨肌表面下行潜入长收肌深面。在股三角内寻找由股深动脉发出的**旋股外侧动脉和旋股内侧动脉**。旋股外侧动脉多从股深动脉外侧壁发出，行至股直肌深面分**升**、**横**、**降** 3 支。旋股内侧动脉从股深动脉内侧壁发出，经髂腰肌和耻骨肌之间穿向深面。旋股内、外侧动脉有时可直接发自股动脉。

（3）解剖**股静脉**：修洁位于股动脉内侧的股静脉，注意寻找沿股静脉近段排列的 3～4 个腹股沟深淋巴结，观察后可除去。

（4）解剖**股神经**：于股动脉的外侧切开覆盖于髂腰肌表面的髂腰筋膜，暴露股神经及其深面的**髂腰肌**。清理股神经，追踪其支配耻骨肌、缝匠肌、股四头肌的肌支以及分布于股前外侧区的皮支。

追踪股神经的分支**隐神经**,其与**股动脉**伴行进入**收肌管**。

5. 解剖收肌管及其内容

在大腿中部游离并切断缝匠肌,将其向上、下翻起,如有皮神经穿过此肌,可切断。注意在缝匠肌下段的深面有一层致密的腱膜位于**股内侧肌**与**长收肌**、**大收肌**之间,称**收肌腱板**。缝匠肌与收肌腱板组成收肌管的前壁。切开腱板即暴露收肌管,解剖管内由股神经发出的**股内侧肌支**、**隐神经**,以及**股动脉**和**股静脉**等。追踪隐神经在收股管内发出的髌下支,股动脉发出的**膝降动脉**(或膝最上动脉),二者伴行,共同从**股薄肌**与**缝匠肌**腱之间穿出,分布于膝内侧皮肤。股动脉于收肌管内逐渐跨向股静脉的前内侧,两者共同通过大收肌下端的**收肌腱裂孔**至腘窝。

6. 解剖股内侧肌群及闭孔神经

从外侧至内侧修洁并观察**耻骨肌**、**长收肌**和**股薄肌**。在靠近长收肌和股薄肌起点处切断二肌并翻向外下,暴露深面的**短收肌**和**大收肌**,并追踪下列结构:① 位于短收肌表面的**闭孔神经前支**,该支分支至长收肌、短收肌、股薄肌及股内侧区皮肤;② 位于短收肌深面的**闭孔神经后支**,该支分支至闭孔外肌和大收肌。

7. 观察和追踪股深动脉

从耻骨肌下缘开始向下追踪股深动脉主干,沿短收肌与大收肌止点寻找其向深面发出的3~4支**穿动脉**,后者穿短收肌与大收肌至大腿后部。

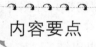

内容要点

一、大隐静脉

(1) 起始:足背静脉弓内侧静脉汇合形成。

(2) 行程要点:内踝前方→小腿内侧→膝关节内侧后方→大腿根部内侧。

(3) 注入:耻骨结节外下方大腿根部内侧注入股静脉。

(4) 伴行神经:隐神经。

(5) 终末属支:阴部外浅静脉、股内侧浅静脉、股外侧浅静脉、腹部浅静脉、旋髂浅静脉。

二、腹股沟浅淋巴结

(1) 位置:腹股沟韧带上下方、大隐静脉末段周围。

(2) 收纳引流:下肢、会阴外生殖器、下腹壁等淋巴。

(3) 回流:注入腹股沟深淋巴结。

三、阔筋膜

股部深筋膜,厚而坚韧。

(1) 形成结构:内侧、外侧、后肌间隔;髂胫束;隐静脉裂孔。

（2）髂胫束：阔筋膜在股外侧增厚的部分，向下附着于胫骨外侧髁。屈髋状态下有稳固髋关节的作用。

四、股肌前群

缝匠肌、股四头肌，受股神经支配，有屈髋伸膝的作用。

五、股肌内侧群

股薄肌、长收肌、大收肌、短收肌、闭孔外肌，主要受闭孔神经支配，有内收、外旋大腿的作用。

六、血管腔隙和肌腔隙

（1）肌腔隙
境界：前界为腹股沟韧带；后界为髂骨；内侧界为髂耻弓。
内容：髂腰肌、股神经、股外侧皮神经。
（2）血管腔隙
境界：前界为腹股沟韧带；后界为耻骨梳韧带；内侧界为腔隙韧带（陷窝韧带）；外侧界为髂耻弓。
内容：股鞘、股动脉、股静脉、股管、生殖股神经股支、淋巴管、腹股沟深淋巴结。

七、股三角

股前区上 1/3 段，长 10～15 cm。
（1）境界：上界为腹股沟韧带；外侧界为缝匠肌内侧缘；内侧界为长收肌内侧缘；顶为阔筋膜；底为髂腰肌、耻骨肌及筋膜。
（2）内容：股鞘、股管、股神经、股动脉、股静脉、淋巴管、腹股沟深淋巴结及脂肪组织。
（3）主要结构排列关系：由外至内为股神经、股动脉、股静脉。

八、收肌管

股前内侧中 1/3 段，长约 15 cm，三棱形肌间隙。
（1）境界：前壁为缝匠肌及大收肌腱板；外侧壁为股内侧肌；后壁为长收肌及大收肌。
（2）交通：上通股三角尖，向下由收肌腱裂口通腘窝。
（3）内容：由前至后为股神经、股动脉、股静脉。

九、股动脉

（1）起始：腹股沟韧带中点稍内侧深面由血管腔隙的髂外动脉移行而成。

（2）行程要点：腹股沟韧带中点稍内侧深面→股三角中线附近→收肌管。

（3）体表投影：腹股沟韧带中点→股骨内侧髁连线下 2/3。

（4）主要分支分布：股深动脉，由股深动脉再发出旋股外侧动脉、旋股内侧动脉、第一至第四穿动脉，供应大腿。

十、股神经

（1）起始：腰丛。

（2）行程要点：腹股沟韧带中点稍外侧深面由肌腔隙进入股三角。

（3）分支分布：皮支分布于大腿前面皮肤；隐神经分布于小腿内侧和足背内侧皮肤等；肌支主要支配大腿肌前群。

十一、闭孔神经和闭孔动脉

（1）起始：闭孔神经起自腰丛，闭孔动脉起自髂内动脉。

（2）行程要点：盆腔侧壁上部→闭膜管→大腿肌内侧群之间。

（3）分布：主要分布于大腿内侧和股肌内侧群。

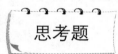

思考题

1.复习总结

（1）简述下肢浅静脉，股前内侧区的重要局部结构。

（2）股神经损伤后有哪些症状？患者上楼困难吗？如果患者能上楼，请解释是为什么。

（3）股动脉插管及股静脉穿刺时如何寻找股动脉和股静脉？

（4）用解剖学知识解释股疝的形成并说明股疝为什么容易嵌顿；行股疝手术时应注意什么？

（5）发生在收肌管的刺穿伤，可能依次损伤哪些结构？

2.案例分析

患者女性，45 岁。主诉：近期感冒咳嗽比较厉害，昨天发现左大腿根部内侧出现一肿块，今天似乎肿大较明显，并有些疼痛而前来就诊。检查所见：左腹股沟下方股部内侧近大阴唇处有一肿物，触摸肿物柔软，无结节状，有压痛，嘱患者平卧，推压肿物未能使肿物消失。遂收住院观察。入院后第 2 天患者股部肿块越发明显且疼痛加剧，伴腹胀并呕吐，遂实施手术治疗。

分析：

（1）这是什么病症？

（2）诊断的依据是什么？需要与什么常见病症相鉴别？

（3）患者病程进展的原因是什么？

（4）手术时应注意什么？

实验二　小腿前外侧区、足背的解剖

一、了解部分

(1) 伸肌支持带、腓骨肌支持带的位置、作用。

(2) 足背肌。

(3) 小腿前、外肌群的起止。

(4) 胫前静脉、足背静脉的行程及属支。

二、理解部分

(1) 小腿深筋膜与小腿前、外、后筋膜鞘的形成。

(2) 小腿前、外肌群的作用和神经支配。

(3) 腓浅神经、腓深神经受损后的功能障碍分析。

(4) 小腿前鞘的临床应用解剖。

三、掌握部分

(1) 小腿前鞘的内容及排列。

(2) 小腿外鞘的内容及排列。

(3) 胫前动脉、足背动脉的行程及分布概况。

(4) 腓浅神经、腓深神经的行程及支配概况。

(5) 能够熟练应用下列专业英语词汇：retinaculum(支持带)；anterior tibial artery(胫前动脉)；deep/superficial peroneal nerve(腓深、浅神经)；dorsal artery of foot(足背动脉)；common peroneal nerve(腓总神经)。

四、重点与难点

(一) 重点

(1) 小腿前鞘、小腿外鞘。

（2）胫前动脉、足背动脉。

（3）腓浅神经、腓深神经。

（二）难点

小腿筋膜鞘的形成。

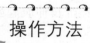

一、切口

作如下 4 条皮肤切口：

1. 小腿前切口（切口 1）

延长大腿前面的纵切口直达内、外踝中点水平。

2. 踝横切口（切口 2）

在小腿前切口下端作一横切口达踝部的内、外侧面。

3. 趾蹼切口（切口 3）

沿趾蹼背侧作一横切口达足背内、外侧缘。

4. 足背切口（切口 4）

循上述切口 2、3 的正中，纵行切开足背皮肤，直达第三趾尖。将皮瓣翻向两侧，注意勿损伤皮神经和浅血管。

二、层次解剖

1. 解剖浅筋膜

在足背远侧份辨认并修洁**足背静脉弓**。可见弓的内侧端延续为**大隐静脉**，追踪该静脉经内踝前方向上至膝部，同时找出与之伴行的**隐神经**。弓的外侧端延续为**小隐静脉**，追踪它至外踝后方并找出与之伴行的**腓肠神经**。

2. 解剖深筋膜

清除残留浅筋膜，可见小腿及足背深筋膜各部的厚度不同。辨认并修洁在小腿下部、踝关节上方由深筋膜横行纤维增厚形成的**伸肌上支持带**（又称小腿横韧带），在踝关节的前下方靠近足背处由深筋膜增厚形成的**伸肌下支持带**（又称小腿十字韧带）。该韧带呈横位的"Y"形。

沿胫骨外侧髁前方向下纵行切开深筋膜（保留伸肌上、下支持带），并翻向两侧或切除。可见小腿上部的深筋膜较厚，与深面肌紧密附着，不易分离。

3. 解剖小腿前外侧区深层结构

于小腿下 1/3 处清理并检查位于小腿前骨筋膜鞘的结构，从内侧到外侧依次是：**胫骨前肌**、**长伸肌**、**胫前动脉及两条伴行静脉**、**腓深神经**、**趾长伸肌**及其外侧分出的第三腓骨肌。沿正中线切开伸肌上支持带，注意其深面经过的肌腱皆包以**腱鞘**。

（1）解剖胫前动、静脉：在小腿上份，分离胫骨前肌与趾长伸肌，在两肌之间即可找出沿骨间膜前面下行的胫前动脉及其伴行静脉（可除去静脉，但切勿损伤动脉及附近的神经）。在胫骨粗隆水平处横断胫骨前肌，切除胫骨前肌上份残端的肌纤维，沿胫前动脉向上找出胫前返动脉。

（2）解剖**腓浅神经**和**腓深神经**：在腓骨头后方找出**腓总神经**，沿其走向切开腓骨长肌的起点，可见该神经绕腓骨颈外侧分成腓浅神经和腓深神经。腓浅神经走在腓骨长、短两肌之间，支配两肌，然后于小腿前外侧中、下 1/3 交界处穿出深筋膜。腓深神经穿趾长伸肌起始处后，伴随胫前动脉下行。

4．解剖足背的深层结构

清理长伸肌腱、趾长伸肌腱，并找出其深面的短伸肌和趾短伸肌。

于足趾根部切断：长、短伸肌腱及趾长、短伸肌腱，翻向近侧。从踝关节前方找出**腓深神经**及与之伴行的**足背动脉**。追踪腓深神经终支的分布情况。清理足背动脉并追查其重要分支，包括在内侧楔骨背面发出的向外侧行走的弓状动脉以及在第一跖间隙近侧端分出的第一跖背动脉和足底深动脉。清理弓状动脉发出的第二至第四趾背动脉。

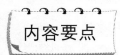

内容要点

一、小腿前区肌和血管神经

（一）小腿肌前群（内侧向外侧）

胫骨前肌、长伸肌、趾长伸肌，由腓深神经支配，能使足背屈、内翻。

（二）血管神经

1．胫前动脉和足背动脉

起始：腘窝下角比目鱼肌腱弓处由腘动脉发出。

行程要点：穿小腿骨间膜→小腿肌前群之间→踝关节前面中线附近→足背动脉→第一跖骨间隙→足底。

分布：行走区域。

2．腓深神经

起始：腓骨颈处由腓总神经发出。

行程要点：伴行胫前动脉→足背。

分布：行走区域皮肤，支配小腿肌前群。

二、小腿外侧区肌和血管神经

（一）小腿肌外侧群

腓骨长、短肌，由腓浅神经支配，能使足跖屈外翻。

（二）血管神经

腓浅神经：

起始：腓骨颈处由腓总神经发出。

行程要点：穿行于小腿肌外侧群→小腿外侧下 1/3 附近浅出→足背外侧。

分布：行走区域皮肤，支配小腿肌外侧群。

三、踝前区与足背

（一）浅层结构

1．足背静脉弓及其属支

向内侧形成大隐静脉；向外侧形成小隐静脉。

2．足背皮神经

足背皮神经来源包括：① 隐神经，分布于足背内侧皮肤；② 腓肠神经终支（足背外侧皮神经），分布于足外侧缘以及小趾外侧缘的皮肤；③ 腓浅神经终支（足背内侧皮神经），分布于足背中间区；④ 腓深神经，分布于第一、二趾相对面背侧皮肤。

（二）深层结构

1．伸肌支持带

由小腿深筋膜增厚形成，包括：① 伸肌上支持带；② 伸肌下支持带。

2．足背动脉

足背动脉包括：① 跗外侧动脉；② 跗内侧动脉；③ 弓状动脉；④ 足底深支；⑤ 第一趾背动脉。

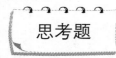

思考题

1．复习总结

简述小腿前、外侧肌群，主要的血管神经的解剖特点。

2．案例分析

患者男性，40 岁。主诉：一个半小时前遭遇车祸，左侧膝部外侧遭猛烈撞击。检查所见：左膝外侧有明显瘀青并肿胀，压痛剧烈，并有骨擦音。小腿前外侧和足背感觉消失，患者不能做足背屈和外翻的主动动作。

分析：

（1）患者是什么结构损伤？

（2）诊断的依据是什么？

（3）如果被损伤结构未能得到及时医治，患者今后会有怎样的下肢畸形和行走步态？

实验三　臀区和股后区的解剖

一、了解部分

(1) 臀区、股后区、小腿后区皮神经的分布。
(2) 臀区和股后区深筋膜。
(3) 臀区肌、股后肌群的起止。

二、理解部分

(1) 臀区肌、股后肌群的作用和神经支配。
(2) 臀区血管神经的行程及分布概况。
(3) 梨状肌与坐骨神经的位置关系及其临床应用解剖。

三、掌握部分

(1) 小隐静脉的行程要点及伴行神经。
(2) 臀区肌的层次、排列,股后肌群的排列。
(3) 臀大肌的起止、作用及神经支配。
(4) 梨状肌上、下孔的形成及孔内出入的血管神经。
(5) 坐骨神经的行程、分支及支配概况。
(6) 能够熟练应用下列专业英语词汇:sural nerve(腓肠神经);gluteus maximus(臀大肌);piriformis(梨状肌);suprapiriform/infrapiriform foramen(梨状肌上、下孔);superior/inferior gluteal artery/nerve(臀上、下动脉/臀上、下神经);sciatic nerve(坐骨神经);pudendal nerve(阴部神经);internal pudendal artery(阴部内动脉);hamstring muscle(腘绳肌)。

四、重点与难点

（一）重点

（1）小隐静脉。
（2）臀大肌。
（3）梨状肌上、下孔。
（4）坐骨神经。

（二）难点

（1）臀区肌的作用。
（2）梨状肌上、下孔的形成。

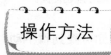

操作方法

一、切口

尸体俯卧位。作如下皮肤切口：
（1）切口1：从两侧髂后上棘连线中点向下作一纵切口至尾骨尖。
（2）切口2：自纵切口上端向外侧沿髂峰作一弧形切口至髂前上棘。
（3）切口3：自纵切口下端向外侧沿臀沟作一弧形切口至臀区外侧面。
（4）切口4：过腘窝下方作一横切口与股前区已作的胫骨粗隆水平横切口衔接。
（5）切口5：沿股后正中线作纵切口，连接切口3和4。
将臀区皮肤翻向外侧、股后区皮肤翻向两侧。注意避免损伤浅筋膜中的血管和神经。

二、层次解剖

（一）解剖浅筋膜臀区

皮下组织纤维致密，充满脂肪。于髂峰上方、竖脊肌外侧的皮下组织内寻找第1～3腰神经的后支，即臀上皮神经。在臀大肌下缘中点附近寻找从下向上的**臀下皮神经**（一般2～3支，为股后皮神经的分支）。这些神经有时不易找到，不必用过多的时间去解剖，股后部浅筋膜中无重要结构，可直接去除。

（二）解剖深筋膜

臀区深筋膜即臀筋膜，位于臀大肌表面，非常发达。它发出纤维束深入到臀大肌肌束内，故不易清理。追查臀筋膜的延续，可见其向上附于髂峰，向外下方移行于阔筋膜，向下移行于股后深筋膜。观察后可沿肌纤维方向仔细剥离并除去深筋膜。

（三）解剖深层结构

1. 解剖臀大肌及股后皮神经

在**臀大肌**下缘中点，向下纵行切开深筋膜直达腘窝。在深筋膜的深面，寻找**股后皮神经**。

修洁臀大肌的上、下缘，用手指或刀柄分别从上、下缘伸入臀大肌的深面，使其与深面的结构尽可能分离。尽量靠近臀大肌起点切断该肌，并翻向外下；注意臀大肌深面有**臀上动、静脉**的浅支以及**臀下动、静脉和神经**出入该肌，可在靠近臀大肌处将血管、神经切断。有时可见到臀大肌与股骨大转子之间有臀大肌转子囊，切开此囊可使该肌充分翻向外下。

2. 解剖通过梨状肌上孔的血管、神经及臀部中层肌

首先清理**梨状肌**上缘，使之与臀中肌分离，然后切断**臀中肌**的中份，将此肌翻开即可见到**臀小肌**。在梨状肌的内上方寻找由**梨状肌上孔**穿出的臀上动、静脉和臀上神经。臀上动脉分浅、深两支。浅支分布至臀大肌，深支伴臀上神经分布至臀中、小肌及阔筋膜张肌。

3. 解剖通过梨状肌下孔的血管、神经

在梨状肌下缘找到粗大的**坐骨神经**，在其内侧为**股后皮神经**。再向内侧可找到**臀下动、静脉和臀下神经**，它们分布至臀大肌。在坐骨神经与骶结节韧带外侧缘之间的间隙内可解剖出**阴部内动、静脉和阴部神经**，它们离开梨状肌下缘后立即绕**骶棘韧带**进入**坐骨小孔**。待解剖会阴时再行仔细观察。

4. 观察坐骨神经的行径及其深面的肌

垫高膝关节，使大腿后伸。清理坐骨神经周围的结缔组织，可见该神经自梨状肌下孔穿出后（有时在梨状肌上缘或梨状肌中穿出）行于坐骨结节与股骨大转子连线的中点偏内。提起坐骨神经，在其深面由上而下清理上孖肌、闭孔内肌腱、下孖肌和股方肌。垂直方向切断股方肌并翻开此肌，可见其深面有闭孔外肌腱。

5. 观察股后区的肌、神经和血管

大腿后群肌包括**半腱肌、半膜肌和股二头肌**，依次清理之。半腱肌、半膜肌起于坐骨结节，分别止于胫骨上端和胫骨内侧髁后面。股二头肌的长头起于**坐骨结节**，短头起于股骨粗线，两头会合后移行于肌腱，止于**腓骨小头**。在股二头肌深面，追踪坐骨神经，观察其支配股后肌群及部分大收肌的肌支。在坐骨神经的深面寻找股深动脉的**穿动脉**，其穿大收肌的止点处后，分支营养股后区的肌。

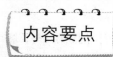

内容要点

一、小隐静脉

（1）起始：足背静脉弓外内侧静脉汇合形成。

（2）行程要点：外踝后方→小腿后方→腘窝。

（3）注入：腘静脉。

（4）伴行神经：腓肠神经。

二、小腿后面的皮神经

(1) 腓肠外侧皮神经:来自腓总神经。
(2) 腓肠内侧皮神经:来自胫神经。
(3) 腓肠神经:腓总神经或腓肠外侧皮神经的交通支＋腓肠内侧皮神经。

三、大腿后面的皮神经

股后皮神经:来自骶丛,出梨状肌下孔入大腿中线,走行在浅筋膜深面。

四、臀区肌

(1) 肌的层次。
浅层:臀大肌、阔筋膜张肌。
中层:臀中肌、闭孔内肌、上孖肌、下孖肌和股方肌。
深层:臀小肌、闭孔外肌。
(2) 作用:后伸、外展、外旋髋关节。
(3) 神经支配:臀上、下神经。
(4) 重点肌:臀大肌(大腿后伸、维持直立的重要肌),梨状肌(臀区的标志肌)。

五、大腿肌后群

大腿肌后群即腘绳肌,包括:股二头肌、半腱肌、半膜肌。
起点一致:坐骨结节。
止点:小腿外侧——股二头肌;小腿内侧——半腱肌、半膜肌。
作用一致:伸髋屈膝。
神经支配:坐骨神经。

六、出梨状肌上下孔的血管神经

1. 从上孔出入
臀上血管神经。
2. 从下孔出入
① 臀下血管神经;② 股后皮神经;③ 阴部内血管和阴部神经;④ 坐骨神经。
3. 阴部内血管神经行程要点
梨状肌下孔→坐骨小孔→阴部管;排列:从内到外,神经→血管。
4. 坐骨神经
(1) 起始:起自骶丛。
(2) 行程要点:梨状肌下孔→臀大肌下缘中点内侧→股二头肌和半膜肌之间进入股后

区→腘窝上角→发出胫神经和腓总神经。

（3）体表投影：髂后上棘与坐骨结节连线中点、坐骨结节与大转子连线中点、股骨内外侧髁连线中点，三点连线的上 2/3 为坐骨神经体表投影。

（4）分支分布：① 肌支：大腿肌后群；② 皮支：股后区皮肤；③ 终末分支：胫神经和腓总神经。

七、股后区的血管神经

（1）血管：来自股深动脉的穿动脉。

（2）神经：坐骨神经、股后皮神经。

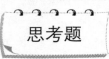

思考题

1. 复习总结

（1）简述小隐静脉，臀肌（重点是臀大肌、臀肌与髋关节运动关系）、臀区局部结构。

（2）归纳运动髋关节和膝关节的肌及其神经支配。

2. 案例分析

患者男性，37 岁。主诉：近期感右侧臀部疼痛，并向股后部、小腿后部和外侧以及足背放射。以往类似情况亦有发生，但不如此次厉害，未予重视。检查所见：双下肢等粗、等长。在右髋部股骨大转子至坐骨结节连线中点稍内侧用拇指深压时，有明显压痛并向下放射。患者外展和外旋右下肢时疼痛加剧，不活动则疼痛缓解。除疼痛外，运动并无障碍。

分析：

（1）这是什么病症？

（2）诊断的依据是什么？

（3）造成该病症的常见形态学原因是什么？

实验四 腘窝和小腿后区的解剖

一、了解部分

(1) 腘窝淋巴结的位置和引流区。
(2) 腘动脉的关节支。
(3) 胫后静脉的行程和属支。
(4) 小腿后群肌的起止。

二、理解部分

(1) 小腿后群肌浅、深层的分群、作用和神经支配。
(2) 胫神经受损后的功能障碍分析。
(3) 胫后动脉的临床应用解剖。

三、掌握部分

(1) 腘窝的境界、内容及排列。
(2) 小腿后鞘浅、深鞘的内容及排列。
(3) 小腿三头肌的位置层次、起止、作用及神经支配。
(4) 胫神经的行程要点、伴行结构及支配。
(5) 腘动脉及其主要分支(胫前、后动脉)的行程及分布概况。
(6) 踝管的形成及内容排列。
(7) 能够熟练应用下列专业英语词汇:tibial nerve(胫神经);popliteal artery(腘动脉);triceps surae(小腿三头肌);gastrocnemius(腓肠肌);soleus(比目鱼肌);posterior tibial artery(胫后动脉);tibialis anterior(胫骨前肌);flexor digitorum longus(屈趾长肌);flexor hallucis longus(屈踇长肌);popliteal fossa(腘窝);malleolar canal(踝管)。

四、重点与难点

（一）重点

（1）腘窝。
（2）小腿三头肌。
（3）胫神经与胫后动脉。
（4）踝管。

（二）难点

（1）小腿后群肌深层的排列。
（2）踝管内容的排列。

操作方法

一、切口

作如下皮肤切口：
（1）切口1：于内、外踝水平过踝关节后方作一横切口与踝前区横切口衔接。
（2）切口2：从腘窝下缘已有横切口沿小腿后正中线作一纵切口直达足跟。将小腿后区皮肤翻向两侧，踝后区皮肤尽量翻向外下。

二、层次解剖

1. 解剖浅筋膜

在外踝后下方的浅筋膜中找到已暴露的小隐静脉及其伴行的**腓肠神经**，向上追踪该静脉至其穿进深筋膜为止。检查小隐静脉与大隐静脉之间的**交通支**，并用镊子轻轻提起小隐静脉，观察其是否通过穿支与深静脉沟通。沿腓肠神经逆行向上追踪至小腿后正中线、深筋膜的深面，寻找**腓肠内侧皮神经**。然后在腓骨头后方5 cm处找出由腓总神经发出的**腓肠外侧皮神经**，该皮神经发出交通支与腓肠内侧皮神经合并，共同形成腓肠神经。清除小腿后面及部分残余的浅筋膜。

2. 解剖深筋膜

切开腘筋膜，在小隐静脉末端附近，有时可找到1～2个腘淋巴结，观察后清除。修洁组成腘窝境界的肌，同时修去小腿后区的深筋膜，注意保留位于内踝后下方的**屈肌支持带**，它由深筋膜增厚而成，张于内踝和跟骨结节之间。

3. 解剖深层结构

（1）观察**腘窝**境界：腘窝呈菱形，其内上界为**半膜肌**和**半腱肌**，外上界为股**二头肌**，内下、外下界分别为**腓肠肌内**、**外侧头**。

（2）解剖**腓总神经、胫神经**：沿腘窝外上界找到腓总神经，追踪它至腓骨头下方（在小腿前外侧区解剖时已暴露）。在腘窝中清理出胫神经，注意其发出肌支到小腿三头肌及关节支至膝关节。

（3）解剖**腘动、静脉**：用木枕垫高踝关节，使小腿后群肌松弛。先清理**腓肠肌**的内、外侧头，以刀柄将其与深面的跖肌、比目鱼肌及腘肌分开，并从其起点下约 5 cm 处（胫神经分支穿入点以下）切断，将该肌翻向下方。在腘窝内以锋利的刀尖切开包裹着动、静脉的筋膜鞘，暴露腘静脉，将其拉向一侧，寻找其深面的腘动脉。仔细寻找腘动脉在腘窝内发出的 5 条关节支：① 膝上内侧动脉，绕过股骨内侧髁上方，走向膝关节前方；② 膝上外侧动脉，绕过股骨外侧髁上方，转向膝关节前方；③ 膝中动脉，起于上述动脉的任何一条，或直接由动脉的深面发出，以垂直方向穿入膝关节；④ 膝下外侧动脉，起于动脉的外侧，穿过膝外侧副韧带的深面，水平位绕向前方；⑤ 膝下内侧动脉，沿腘肌上缘斜行向下绕过股骨内侧髁的下方，穿往前面。上述 5 条关节支共同参与组成膝关节动脉网。

（4）解剖**小腿后区的肌和血管神经**：清理腘肌、跖肌和比目鱼肌。注意比目鱼肌上缘有一"U"形缺口，称**比目鱼肌腱弓**。仔细解剖穿腱弓的各结构，可见胫神经的位置最表浅，胫后动、静脉的位置较深。将比目鱼肌内侧份的起点全部切断，并翻向外侧，可见到**比目鱼肌**深面的小腿后筋膜隔，它分隔小腿后面浅、深两群肌。观察完毕后将此筋膜清除。

辨认胫骨后肌（位居中间）、趾长屈肌（位于胫侧）、长屈肌（位于腓侧）。注意这三块肌在下行过程中位置关系的变化。在腘肌下缘，观察腘动脉分为**胫前、后动脉**。追踪胫前动脉至骨间膜上缘穿入前骨筋膜鞘为止。

再在胫后动脉起点稍下方寻找**腓动脉**，它沿着腓骨内侧缘下降，大部分被**趾长屈肌**所覆盖。胫后动脉在伴胫神经下降途中还发出许多肌支至邻近肌。

胫神经在腘窝内位于腘动脉的外侧及浅面，在小腿上份，位于胫后动脉的表面，至小腿下份又偏向胫后动脉的外侧。胫神经下行途中也发出一些肌支和皮支，供应小腿后部的肌和皮肤。

（5）解剖**踝管**：在内踝与跟骨之间切开屈肌支持带以暴露踝管。解剖并观察该支持带向深面发出的 3 个纤维性间隔，将踝管分成 4 个骨纤维管。从前向后依次解剖位于 4 个骨性纤维管内的**胫骨后肌腱、趾长屈肌腱、胫后血管和胫神经、长屈肌腱**。

三、足底

1. 切口

在踝前垫一木枕，使足底尽可能朝上，并作如下切口：① 从足跟沿足底的正中线纵切到中趾的趾端；② 沿趾蹼近侧从足底的外侧横切至足底内侧。向两侧剥离足底皮肤。由于足底皮肤坚厚，翻皮时应用有齿镊夹牢皮瓣。

2. 层次解剖

（1）解剖**浅筋膜**：足底皮下脂肪较厚，且纤维束纵横交错，不易剥除。可从足跟后缘开始向前修去浅筋膜，直至出现发亮的腱性深筋膜。

（2）解剖**深筋膜**：分为中间部、内侧部和外侧部三部分。中间部最厚，称为足底腱膜。清理足底腱膜，可见其向前分裂成 5 束，终于 5 趾。

（3）解剖**足底浅层肌、血管和神经**：在跟骨前方 5 cm 处，横断足底腱膜，翻向远侧，并切断内、外侧肌间隔。检查足底的第一层肌，从内侧向外侧依次为：展肌、趾短屈肌和小趾展肌。在趾短屈肌内、外侧寻找足底内、外侧神经及血管。

（4）解剖**足底中层肌、血管和神经**：在足底的中部切断趾短屈肌，翻向远侧，即可见长屈肌腱和趾长屈肌腱。观察此二肌腱在足底内侧交叉的情况，并检查起于跟骨，止于趾长屈肌腱的足底方肌，以及起于趾长屈肌腱，止于趾背的 4 条蚓状肌。在足底内侧切断：展肌的起端，翻向远侧，即可见足底内、外侧神经和血管分别来自屈肌支持带深面的胫神经和胫后血管。沿足底内侧神经、动脉起始部向前追踪，修洁其分支。足底外侧神经和动脉斜行于足底方肌浅面，前者在第 5 跖骨底处分为深、浅两支，后者发出浅支后，主干与足底外侧神经深支伴行潜入足底深层。追踪并观察两者浅支的分布。

（5）解剖**屈趾肌腱腱鞘**：纵行切开中趾的屈趾肌腱腱鞘，检查趾长屈肌及趾短屈肌腱的止点部位。在跟结节前方切断足底方肌、趾长屈肌腱及长屈肌腱，翻向远侧，显露趾短屈肌、收肌、小趾短屈肌，并修净。

（6）解剖**足底深层肌腱**：在足底内侧、展肌深面辨认来自踝管的胫骨后肌腱，于足底的外侧切断小趾展肌的止端并翻向近侧，显露腓骨长肌腱（来自外踝后方）。检查二肌腱的止端。切断：收肌斜头及横头的起端，翻向远侧，显露由足底外侧动脉与足背动脉的足底深动脉共同构成的足底动脉弓、足底外侧神经的深支，以及附着于第 3、4、5 趾内侧半的 3 块骨间跖侧肌，和附着于 2、3、4 趾的 3 块骨间背侧肌。

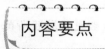

一、腘窝

1．概念
膝部后面菱形深凹。
2．境界
顶为腘筋膜；上外侧壁为股二头肌；上内侧壁为半腱肌和半膜肌；下外侧壁和下内侧壁分别为腓肠肌外侧头和内侧头；底部自上而下为腘面、膝关节囊后部、腘斜韧带和腘肌及其筋膜。
3．内容物
中线上由浅入深为胫神经、腘静脉、腘动脉，外上缘有腓总神经，血管周围有腘深淋巴结。

二、小腿肌后群

分浅、深两层，由胫神经支配，有上提足跟、足跖屈、内翻等功能。

（一）小腿三头肌

1. 组成

由腓肠肌和比目鱼肌构成,前者居浅,后者在深。

2. 起止

起自股骨内、外侧髁和胫骨比目鱼肌线,向下形成强大的跟腱,止于跟骨结节。

3. 作用及神经支配

上提足跟,是行走跳跃的主要肌之一,由胫神经支配。

（二）深层肌

有胫骨后肌、姆长屈肌、趾长屈肌,受胫神经支配,与足跖屈、内翻有关。

三、腘动脉和胫后动脉

（一）腘动脉

（1）行程要点:腘窝上角（由股动脉延续而成）→腘窝中线深面（与胫骨下端后面腘平面紧邻）→腘窝下角→比目鱼肌腱弓处（分为胫前动脉和胫后动脉）。

（2）分支分布:膝关节支,供应膝关节及周围结构。

（二）胫后动脉

（1）行程要点:穿比目鱼肌腱弓→小腿中线内侧,浅、深层肌之间→踝管→足底。

（2）分支分布:腓动脉等,供应小腿后部和足底结构。

四、胫神经

（1）行程要点:伴行腘血管和胫后血管。

（2）支配:小腿肌后群、足底肌和有关区域皮肤。

五、踝管

（1）位置和概念:踝关节内侧的骨筋膜鞘,是进入足底的门户。

（2）构成:跟骨内侧面、踝关节屈肌支持带（分裂韧带）、内踝围成。

（3）排列口诀:胫骨后,屈趾长,血管神经屈姆长。

思考题

1. 复习总结

回顾腘窝、踝管、小腿肌后群、胫神经、腘动脉和胫后动脉的理论知识。

2．案例分析

患者女性，53 岁。2 小时前不慎从高处摔下，右侧大腿与硬物猛烈撞击，在当地医院拍 X 线片确诊右股骨下段骨折，因家属要求转院。检查所见：右腘窝坚实并稍膨隆，疼痛。右小腿和足苍白，温度低，在足背和内踝处均未能触及动脉搏动。

分析：

（1）这是什么结构损伤？

（2）诊断的依据是什么？

（3）患者是否需要手术修复损伤结构？为什么？若需手术，术中应注意什么？

实验五　胸前区的解剖

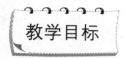

教学目标

一、了解部分

（1）胸前外侧区的皮神经和浅血管分布。
（2）肘淋巴结的位置和引流区。臂、前臂前面皮神经分布。
（3）女性乳房的血供和神经支配。
（4）胸上肢肌的起止。

二、理解部分

（1）女性乳房的临床应用解剖。
（2）肘正中静脉穿刺的临床应用解剖。
（3）胸上肢肌的作用和神经支配。

三、掌握部分

（1）女性乳腺的位置、结构组成及特点，淋巴引流。
（2）头静脉、贵要静脉、肘正中静脉的行程及伴行神经。
（3）锁胸筋膜的位置及穿行结构。
（4）胸大肌的起止、作用及神经支配。
（5）能够熟练应用下列专业英语词汇：breast（胸部）；pectoralis major（胸大肌）；axillary artery（腋动脉）；thoracoacromial artery（胸肩峰动脉）；lateral thoracic artery（胸外侧动脉）；subscapular artery（肩胛下动脉）；posterior humeral circumflex artery（旋肱后动脉）；brachial plexus（臂丛）；medial/lateral pectoral nerve（胸内、外侧神经）；musculocutaneous nerve（肌皮神经）；median nerve（正中神经）；radial nerve（桡神经）；ulnar nerve（尺神经）；cephalic vein（头静脉）；basilic vein（贵要静脉）；median cubital vein（肘正中静脉）；suspensory ligament of breast/Cooper's ligament（乳房悬韧带/库伯氏韧带）。

四、重点与难点

（一）重点

（1）头静脉、贵要静脉、肘正中静脉。
（2）女性乳房。

（二）难点

腋窝各壁的动脉和神经分布。

操作方法

一、解剖胸前区和上肢前面浅层结构

（一）皮肤切口

将尸体按仰卧位摆正后，先触摸颈静脉切迹、胸骨角、胸骨体、剑突、肋弓等体表标志，观察女性乳房及男性乳头的位置，然后作以下切口。

（1）切口1：胸前正中切口，自胸骨柄上缘沿前正中线向下作纵切口至剑突。

（2）切口2：胸上界切口，自切口1上端向外侧沿锁骨作横切口至肩峰。

（3）切口3：胸下界切口，自切口1下端向外下沿肋弓作弧形切口至腋后线。

（4）切口4：胸部斜切口，自切口1下端向外上对乳头方向作第1段斜行切口，男性至乳晕，女性至乳房周缘，沿乳晕或乳房周缘作环形切口；自环形切口上与第1段斜行切口相对处继续向外上作第2段斜行切口至腋前皱襞上部。

（5）切口5：肘部横切口，经肱骨内外上髁连线前面作横切口。

（6）切口6：腕横切口，经桡骨、尺骨茎突连线前面作横切口。

（7）切口7：上肢前面纵切口，从切口4的上端向下沿上肢前面作纵切口，向下经切口5至切口6。

（二）层次解剖

1. 解剖胸前区浅层结构

（1）解剖**女性乳房**：修去乳房表面的脂肪，清理出乳腺叶的轮廓。剥除**乳晕**皮肤，以**乳头**为中心，用尖镊沿放射状方向轻轻划开，仔细剥出**输乳管**，追踪至乳腺叶。在乳头处，观察**输乳管窦**。解剖观察后将乳房自胸大肌表面剥离。

（2）解剖**肋间神经前皮支**：沿胸骨旁线切开浅筋膜，提起切缘，逐渐向外侧剥离、翻开，可发现有第2~7肋间神经前皮支从肋间隙穿出，追踪剥离，观察其向胸壁外侧走行。

（3）解剖**肋间神经外侧皮支**：沿腋前线稍后方切开浅筋膜，提起切缘，逐渐向内侧剥离，可见有肋间神经外侧皮支从肋间隙穿出后向胸壁内侧走行，并伴有肋间后动脉的分支。第2

肋间神经的外侧皮支较粗大,追踪剥离、观察,可见其经腋窝皮下达臂内侧皮肤,此即为**肋间臂神经**。有时也见到有第3肋间神经的外侧皮支加入。

2. 解剖腋窝前壁结构

(1) 观察胸肌筋膜和**腋筋膜**:除去浅筋膜,显露胸前外侧壁的深筋膜,观察其与**胸大肌**的包被关系及其与腋筋膜的关系。

(2) 解剖**头静脉末段**:沿**三角肌胸大肌间沟**切开深筋膜,找到头静脉末段。向近侧修洁至锁骨下窝处,但不宜深剥,以免损伤锁胸筋膜及其深面结构。此沟内同时可见有**胸肩峰动脉**的三角肌支和2~3个淋巴结。

(3) 解剖**胸大肌**:修除胸大肌表面的筋膜,显露出胸大肌的境界,观察其起止点和肌纤维走行的方向。沿胸大肌起点向内2 cm处弧形切断该肌,并向上翻起,可见**胸小肌**、**锁胸筋膜**、**胸肩峰血管**、**胸外侧神经**和**胸内侧神经**。切断胸大肌时注意不要损坏腹直肌鞘。清理进入胸大肌的胸肩峰动脉分支和伴行静脉及胸内、外侧神经,观察后,在近胸大肌处切断之,将胸大肌充分翻向外侧至其止点处。

(4) 观察**锁胸筋膜**及其穿行结构:在胸小肌上缘至锁骨区间可见到锁胸筋膜。观察锁胸筋膜的境界,注意胸外侧神经、胸肩峰血管和头静脉等均在此筋膜的中部穿行。

(5) 解剖**胸小肌上缘**的结构:胸小肌上缘的主要结构均从锁胸筋膜穿出。① 修洁**头静脉**至注入腋静脉处。在锁骨下方头静脉旁,常可见到几个**锁骨下淋巴结**,小心去除之。细心除去锁胸筋膜,可见该筋膜与其深面的腋鞘乃至腋静脉紧密结合。② 除去锁胸筋膜的同时,细心剥离**胸外侧神经**,并观察其分布。③ 完全除去锁胸筋膜,显露出腋鞘,剥离**胸肩峰动脉**及其各分支,并观察其分布。

(6) 解剖**胸小肌下缘**的结构:① 清除胸小肌筋膜,观察胸小肌的形态和起止点。在胸小肌表面可见自其内穿出的**胸内侧神经**进入胸大肌。② 在胸小肌下缘的下方,**前锯肌**的表面,寻找**胸外侧动脉**及伴行**静脉**,并仔细寻找沿该血管排列的**胸肌淋巴结**。观察后清除之,保留动脉。

3. 解剖臂和前臂浅层结构

(1) 解剖臂内侧皮神经:在腋窝内找到已剖出的臂内侧皮神经,追踪观察其穿出臂上部内侧的深筋膜。

(2) 解剖**头静脉**和**前臂外侧皮神经**:在三角肌胸大肌间沟内找出已经解剖出来的**头静脉末段**,沿其走行向下追踪、剥离至前臂下部。保留头静脉,观察其在上肢各部的位置。在肘部头静脉的附近,找出由深筋膜穿出的**前臂外侧皮神经**,向下追踪至前臂下部,观察其走行。

(3) 解剖**贵要静脉**和前臂内侧皮神经:在肘部内侧份寻找**贵要静脉**,向上追踪至穿入深筋膜处,向下追踪至前臂下部,观察其走行。在臂上部内侧找到已剖出的**前臂内侧皮神经**,向下追踪,可见其在臂内侧中、下1/3交界处穿出深筋膜,而后向下与**贵要静脉**伴行。

(4) 观察**肘正中静脉**:在肘前区寻找连接头静脉与贵要静脉之间的肘正中静脉,观察其类型。

(5) 寻找**肘浅淋巴结**:在肱骨内上髁上方,贵要静脉附近寻找肘浅淋巴结。

(6) 寻找**前臂正中静脉**:沿前臂中线寻找是否存在此静脉,并观察其注入部位。解剖腕前区浅层结构,观察前臂内、外侧皮神经和浅静脉后,剥除浅筋膜。

4．解剖腕掌侧韧带及其深面结构

（1）清理并观察腕掌侧韧带，纵行切开之。

（2）观察腕尺侧管以及通过其内的**尺神经**和**尺动、静脉**，分离**正中神经**掌浅支。

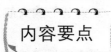

内容要点

一、上肢前面浅层结构

（一）静脉

1．头静脉

手背静脉网桡侧→前臂前面桡侧→肱二头肌外侧→三角胸大肌间沟→穿锁胸筋膜→腋静脉（锁骨下静脉）。

2．贵要静脉

手背静脉网尺侧→前臂前面尺侧→肱二头肌内侧→臂中点→肱静脉（腋静脉）。

3．肘正中静脉

沟通头静脉和贵要静脉——是临床上的静脉穿刺的常用部位。

（二）皮神经

1．臂部

臂内侧皮神经、肋间臂神经等。

2．前臂

前臂内侧皮神经、前臂外侧皮神经等。

（三）女性乳房

1．位置

胸前部，第2～7肋之间，胸骨旁线与腋中线范围内。

2．构造特点

由皮肤、纤维组织、脂肪组织和乳腺构成。有10～20个乳腺叶和10～20条输乳管，以乳头为中心呈放射状排列。输乳管开口于乳头，在近乳头处膨大为输乳管窦。乳房悬韧带或Cooper韧带，对乳房起支持作用。

3．淋巴引流

大部分回流到胸肌淋巴结。

二、锁胸筋膜

1．位置

锁骨下肌、喙突、与胸小肌之间的深筋膜。

2．穿行结构

胸肩峰血管胸肌支,胸内、外侧神经,头静脉末端。

三、胸上肢肌

(一)胸大肌

1．起止

起于上六位肋软骨、胸骨前面、锁骨内侧 2/3 段,下缘至肱骨大结节嵴。

2．神经支配和作用

受胸内、外侧神经支配。其作用是使肱骨内收、旋内及前屈。

(二)胸小肌

起止:喙突至第 3、4、5 肋。

(三)前锯肌

1．止点

肩胛骨内侧缘下部和下角。

2．神经支配和作用

受胸长神经支配。其作用是使肩胛骨贴近胸廓,拉肩胛骨下角旋向外,协助肩关节外展。

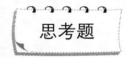

思考题

1．复习总结

回顾胸前区和上肢浅层结构:静脉、皮神经、锁胸筋膜及其穿行结构。

2．案例分析

患者女性,46 岁。主诉:约半年前洗澡时触摸到左乳房有一硬块,无压痛,未予重视。近来发现肿块增大,左手背有些浮肿。检查所见:左乳外上象限有一个 2.5 cm×3 cm 的肿块,质坚,表面凹凸不平,有一定活动度,无压痛,肿块表面皮肤无红肿,呈"橘皮样"外观。左手较右手"肥厚",压手背皮肤可见明显凹陷。在腋前皱襞附近和腋腔内可触摸到数个大小不等的硬块,活动度尚好。

分析:

(1) 这是什么病症?

(2) 诊断的依据是什么?请用解剖知识解释。

(3) 如果需要手术处理,应注意什么?

实验六　腋窝的解剖

教学目标

一、了解部分

腋静脉的行程及属支。

二、理解部分

(1) 腋窝淋巴结的临床应用解剖。
(2) 腋鞘的形成及临床应用解剖。

三、掌握部分

(1) 腋动脉的行程及分支分布概况。
(2) 臂丛内、外、后束的位置及其主要分支。
(3) 腋窝淋巴结的分群及引流区。
(4) 腋窝 4 个壁的组成及主要内容,分布于各壁的动脉和神经。
(5) 能够熟练应用下列专业英语词汇：clavipectoral fascia（锁胸筋膜）；axillary fossa（腋窝）；axillary sheath（腋鞘）。

四、重点与难点

(一) 重点

(1) 腋动脉。
(2) 臂丛的束及分支。
(3) 腋窝淋巴结。

(二) 难点

腋窝各壁的构成、动脉和神经分布。

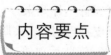

操作方法

1.解剖腋窝底及中央淋巴结

将臂外展90°,观察腋筋膜,并仔细清除之。清除腋筋膜深面的疏松结缔组织,注意观察埋藏其间的**腋淋巴结**中央群,观察后清除之。

2.解剖腋鞘及腋窝内诸结构

清除贴近腋静脉远侧段排列的腋淋巴结外侧群,沿血管走行方向切开腋鞘。清除腋鞘结缔组织,显露**腋动、静脉**及**臂丛**。

(1)观察并切断腋静脉的各属支,保留腋静脉主干。如较大属支较多,可先结扎后再行切断。

(2)观察腋动脉的分段,仔细剖出各段分支,并观察其分布。

(3)观察臂丛的内、外后三束及由各束发出的分支。

3.观察腋窝外侧壁

从喙突向下修洁**肱肌**和**肱二头肌**短头,查看臂丛外侧束及进入喙肱肌的**肌皮神经**。

4.观察腋窝后壁

清理腋血管后方,观察和寻找臂丛后束的各分支和贴后壁走行的血管。

(1)找出起自臂丛后束的**腋神经**,再寻找由腋动脉分出的**旋肱后动脉**,二者伴行穿四边孔。

(2)在**肩胛下肌**和**大圆肌**表面寻出**肩胛下动脉**,观察其分支,其中**旋肩胛动脉**进入**三边孔**;**胸背动脉**行于**背阔肌**表面,与**胸背神经**伴行进入该肌。

(3)在腋窝后壁的上部找出**肩胛下神经**上支,分布于肩胛下肌。在肩胛下动脉的后方寻找肩胛下神经下支,可见其进入大圆肌。

(4)在后壁的疏松结缔组织内,肩胛下动脉附近可找到肩胛下淋巴结,观察后清除。

5.解剖腋窝内侧壁

清理**前锯肌**的境界,在其表面,**胸外侧动脉**的后方可找到**胸长神经**,沿腋中线稍后方垂直下行。

6.解剖腋窝顶部

在胶静脉的近端,即腋窝尖处寻找腋淋巴结尖群,观察清理后可保留。

内容要点

一、腋窝

(一) 位置和境界

上肢根部与胸廓侧壁之间,有顶、底和前、后、内、外四壁:

顶——由锁骨中1/3、第1肋外缘和肩胛骨上缘围成。

底——皮肤、浅筋膜及腋筋膜。

前壁——胸大肌、胸小肌、锁骨下肌及锁胸筋膜。

后壁——肩胛下肌、大圆肌、背阔肌与肩胛骨。

内侧壁——前锯肌、上 4 位肋骨及肋间肌。

外侧壁——肱骨结节间沟、肱二头肌长头、肱二头肌短头和喙肱肌。

（二）内容物

脂肪、腋淋巴结、腋鞘及内容物（臂丛、腋血管）。

二、腋静脉和腋动脉

（一）腋静脉

1．起止

大圆肌下缘由两条肱静脉汇合而成，第 1 肋的外缘续为锁骨下静脉。

2．位置

腋动脉前内侧。

（二）腋动脉

1．起止

自第 1 肋外侧缘续锁骨下动脉，至大圆肌下缘延续为肱动脉。

2．分部分支

以胸小肌为标志分为三段：

第一段：胸肩峰动脉、胸最上动脉。

第二段：胸外侧动脉。

第三段：旋肱前动脉、旋肱后动脉、肩胛下动脉（旋肩胛动脉、胸背动脉）。

3．位置毗邻

与腋静脉一道位于锁胸筋膜、胸大肌、胸小肌深面。

第一段：后邻臂丛内侧束及胸长神经、前锯肌、第 1 肋间隙；外侧邻臂丛外侧束和后束；内侧邻腋尖淋巴结、腋静脉。

第二段：后邻臂丛后束及肩胛下肌；内侧邻腋静脉及臂丛内侧束；外侧邻臂丛外侧束。

第三段：前邻正中神经内侧根；外侧邻正中神经外侧根、正中神经、肌皮神经、肱二头肌短头、喙肱肌；内侧邻尺神经、前臂内侧皮神经、腋神经；后邻桡神经、腋神经、旋肱后血管、背阔肌、大圆肌腱。

三、臂丛

1．位置

斜角肌间隙→锁骨中段后方→腋窝。

2．构成

由第 5～8 颈神经前支和第 1 胸神经前支大部分纤维组成。

3．分部

锁骨上部和锁骨下部。

4．锁骨上部的主要分支分布

胸长神经——支配前锯肌和乳房；肩胛背神经——支配肩胛提肌和菱形肌；肩胛上神经——支配冈上肌、冈下肌和肩关节。

5．锁骨下部

构成外侧、内侧、后束，围绕在腋动脉周围。

（1）外侧束分支：肌皮神经、正中神经外侧根。

（2）内侧束分支：正中神经内侧根、尺神经、臂内侧皮神经、前臂内侧皮神经。

（3）后束分支：桡神经、腋神经（支配三角肌、小圆肌）、胸背神经（支配背阔肌）。

四、腋鞘

由颈部椎前筋膜延续而成，包绕臂丛、腋动脉等。

五、腋淋巴结

位置、分群、引流范围介绍如下：

1．位置

位于腋窝蜂窝组织中，15～20 个，沿腋血管分支排列。

2．分群和引流

腋淋巴结分为五群：

（1）外侧淋巴结：沿腋静脉远侧端排列，收纳上肢的浅、深淋巴结，其输出管多注入中央淋巴结及尖淋巴结，少部分注入锁骨上淋巴结。

（2）胸肌淋结：沿胸外侧血管排列，收纳胸前外侧壁、乳房外侧部的淋巴，其输出管注入中央淋巴结及尖淋巴结。

（3）肩胛下淋巴结：位于腋后壁，沿肩胛下血管和胸背神经排列，收纳背部、肩胛区及胸后壁的淋巴，其输出管注入中央淋巴结及尖淋巴结。

（4）中央淋巴结：为最大一群淋巴结，位于腋窝底的脂肪组织中，收纳上述三群的淋巴，其输出管注入尖淋巴结。

（5）尖淋巴结：沿腋静脉近侧端排列，位于胸小肌与锁骨间，锁胸筋膜深面，收纳中央淋巴结及其他各群淋巴结的输出管及乳房上部的淋巴管，其输出管合成锁骨下干，左侧入胸导管，右侧入右淋巴导管。

思考题

1．复习总结

回顾腋动脉（画简图）、腋神经、腋淋巴结等内容；总结腋窝、三边孔、四边孔的境界、内容、交通。

2. 思考题

(1) 腋神经在何处易受损？损伤后的症状、外观如何？

(2) 患者乳腺癌手术后，上肢不能上举，为什么？

(3) 乳腺癌病变常可导致乳腺皮肤出现"橘皮征"或乳头内陷，为什么？癌细胞转移的主要淋巴途径是什么？手术切除时，清除腋窝前、后群淋巴结易损伤什么神经？可能导致什么功能障碍？

(4) 临床经静脉抽血时，常选择的是哪个部位？穿刺的是什么静脉？其邻近的静脉有哪些？可穿入动脉内吗？为什么？

实验七　臂、肘窝、前臂及手掌前面的解剖

一、了解部分

（1）臂、前臂的深筋膜。
（2）臂前区肌群、前臂前区肌群的起止。
（3）肘关节网的位置和形成。
（4）手掌面的皮神经分布。
（5）手掌骨筋膜鞘的形成和位置。
（6）指纤维鞘的形成，指腹的结构。
（7）屈肌支持带的形成。
（8）手肌的起止。

二、理解部分

（1）臂前区肌群、前臂前区肌群的作用和神经支配。
（2）肘窝区的层次及结构排列。
（3）肱动脉、桡动脉的临床应用解剖。
（4）桡动脉、尺动脉的分支及分布概况。
（5）肌皮神经的行程及支配。
（6）掌腱膜的位置和作用。
（7）手外侧肌群、中间肌群、内侧肌群的作用和神经支配。
（8）屈肌腱滑膜鞘的形成和交通，指腱鞘的组成和临床应用。
（9）鱼际间隙、掌中间隙的境界和交通。
（10）正中神经、尺神经受损的功能障碍分析。

三、掌握部分

（1）肱二头肌的起止、作用及神经支配。
（2）臂前群肌的层次排列。
（3）肱动脉及其主要分支的行程及分布概况。

（4）肘窝的境界、内容及排列。

（5）桡动脉、尺动脉的行程及伴行神经。

（6）正中神经、尺神经的行程及支配。

（7）前臂前区肌群的层次及排列。

（8）鱼际、小鱼际肌的层次排列。

（9）掌浅、深弓的形成、位置及分支分布。

（10）腕管的形成及内容。

（11）手掌中部由浅入深的层次结构。

（12）能够熟练应用下列专业英语词汇：biceps brachii（肱二头肌）；brachial artery（肱动脉）；radial artery（桡动脉）；ulnar artery（尺动脉）；brachioradialis（肱桡肌）；pronator teres（旋前圆肌）；cubital fossa（肘窝）；palmar aponeurosis（掌腱膜）；superficial/deep palmar arch（掌浅、深弓）；thenar space（鱼际间隙）；middle palmar space（掌中间隙）；carpal canal（腕管）。

四、重点与难点

（一）重点

（1）肱二头肌。

（2）肱动脉、桡动脉、尺动脉。

（3）正中神经、尺神经。

（4）肘窝。

（5）鱼际组成。

（6）掌浅弓和掌深弓。

（7）手掌层次。

（8）腕管。

（二）难点

（1）前臂前区肌群的层次及排列。

（2）肘关节网的形成。

（3）手掌骨筋膜鞘。

（4）筋膜间隙及交通。

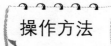
操作方法

一、臂前面与肘窝的解剖

1. 解剖臂部深筋膜及内、外侧肌间隔

清除臂部浅筋膜，保留浅静脉和皮神经，显露深筋膜。在臂前部正中纵行切开深筋膜，

翻向两侧,用刀柄在臂肌前、后群之间的内侧和外侧向肱骨探查臂内、外侧肌间隔。

2. 解剖肱二头肌内、外侧沟及有关结构

(1)剖查**肱动脉**:在肱二头肌内侧沟中寻出肱动脉,清理之。在肱动脉起始处寻出**肱深动脉**,可见其向后内方随**桡神经**进入**肱骨肌管**。在喙肱肌止点平面找出尺侧上副动脉,可见其与**尺神经**一起穿过内侧肌间隔。在内上髁上方约 5 cm 处,寻找尺侧下副动脉。此外,还可见数条肌支,分布到臂肌前群。

(2)剖查**正中神经**:自腋窝向下追踪正中神经,可见其伴随脉动脉行于肱二头肌内侧沟中,注意观察它与肱动脉的位置关系。

(3)剖查**肱静脉**:在肱动脉的内、外侧可见到有两条肱静脉伴行,修洁之,并观察其属支。

(4)剖查**尺神经**:自腋窝向下追踪尺神经,可见其在臂中部,穿过内侧肌间隔向后行。注意观察其与尺侧上副动脉伴行情况。

(5)剖查**肌皮神经**:在腋窝寻出肌皮神经,可见其行向下外,先穿过**喙肱肌**,再行于肱二头肌外侧沟内,行程中发出分支至臂肌前群各肌后,易名为**前臂外侧皮神经**,在臂下部浅出深筋膜。

3. 观察臂肌前群

对肱二头肌、喙肱肌及肱肌分别进行修洁并观察。

4. 观察前臂深筋膜、肱二头肌腱膜

清除前臂浅筋膜,保留前臂的浅静脉主干和**前臂内、外侧皮神经**,显露深筋膜,注意观察前臂近侧部的深筋膜和**肱二头肌腱膜**。

5. 解剖肘窝

(1)清理**肘窝的境界**:将肘前区及前臂前区的深筋膜在中线上纵行切开。同时切断肱二头肌腱膜,剥离并去除深筋膜。修洁**肱桡肌**及**旋前圆肌**,暴露肘窝,观察其境界。

(2)解剖**肘窝内的结构**:以**肱二头肌腱**及**旋前圆肌**为标志,观察其与血管神经的相互关系。① 修洁肱二头肌腱,在其内侧寻找肱动脉,追踪分离至其分为桡、尺动脉处。② 在尺动脉的起始部寻找骨间总动脉,观察其又分为骨间前、后动脉,不必追踪。③ 在肱动脉内侧寻找正中神经,向下追踪至其进入旋前圆肌两头之间处。④ 在肘窝外侧,肱肌和肱桡肌之间寻找桡神经,追踪至其分为深、浅 2 支处。

二、前臂前面的解剖

1. 解剖前臂肌前群、血管和神经

(1)清理、观察**前臂肌前群浅层**:先清理起自肱骨外上髁的肱桡肌,再清理起自内上髁的各肌,清除各块肌的深筋膜。

(2)剖查**桡侧血管神经束**:在肱桡肌与桡侧腕屈肌之间寻找桡动脉和桡神经浅支,观察二者的位置关系。剖出桡神经的主要分支,追踪桡神经浅支至腕。

(3)剖查**正中神经**:在指浅屈肌的深面找出正中神经,追踪至腕部,并观察其分支,注意在肘窝附近寻找由正中神经发出的骨间前神经。

(4)剖查**尺侧血管神经束**:在尺侧腕屈肌和指深屈肌之间找寻尺动脉和尺神经,向上、下方向追踪观察之。注意二者的位置关系。

（5）解剖**前臂肌深层**：从腕部用手指向上分离指浅屈肌与深层肌，并将其拉开，观察深层的指深屈肌和拇长屈肌。在腕上方分开指深屈肌和拇长屈肌两肌，观察其深面的旋前方肌。

2．解剖骨间前血管神经束

在拇长屈肌与指深屈肌之间寻找骨间前动脉和骨间前神经。

3．观察前臂屈肌后间隙

在拇长屈肌、指深屈肌的深面和旋前方肌浅面之间观察潜在的间隙，用刀柄向远侧探查其交通关系。

三、手掌和手指的解剖

1．解剖手掌浅筋膜

注意观察手掌浅筋膜的特点。在小鱼际处找到**尺神经掌支**，并可见到掌短肌。在鱼际近端可找到桡神经浅支。

2．解剖掌腱膜及筋膜间隙

（1）**显露掌腱膜**：清除浅筋膜和掌短肌，显露深筋膜。观察掌腱膜的形态。

（2）**显露筋膜鞘**：切断掌腱膜远侧的4条纵束，勿伤及深面的血管和神经。向近侧掀起掌腱膜的切缘，边掀起边注意观察掌腱膜内、外侧缘向深部发出的内、外侧肌间隔，切断之，游离掌腱膜。探查3个骨筋膜鞘。

3．解剖尺神经浅支、掌浅弓及其分支

（1）**追踪尺神经及其分支**：在屈肌支持带尺侧缘的浅面切开薄层深筋膜，找到尺神经。在豌豆骨的外下方寻找尺神经浅支，追踪观察其分支。一支指掌侧固有神经至小指，另一支为指掌侧总神经，再分支至第4、5指的相对缘。

（2）**剖查尺动脉及其分支**：在尺神经的附近找到尺动脉。于豌豆骨的外下方找到尺动脉分出的掌深支，暂不必追踪。

（3）**剖查掌浅弓及其分支**：沿尺动脉主干追踪其与掌浅支吻合形成的掌浅弓。观察弓的类型，剖查由弓发出的各支指掌侧总动脉，追踪至入手指处。

（4）**剖查正中神经及其分支**：在屈肌支持带下缘处找到**正中神经返支**，追踪观察其向外上方进入鱼际肌。在指掌侧总动脉附近找到指掌侧总神经，追踪至入手指处。

4．解剖鱼际肌和小鱼际肌

清除鱼际肌和小鱼际肌表面的深筋膜，分离、修洁各块肌，并仔细观察。

5．解剖腕管

（1）**剖开腕管**：在中线上纵行切开屈肌支持带，打开腕管，观察通过腕管内的各结构及其位置关系。分离正中神经，并向前臂及手掌追踪观察。在腕管内找出屈肌总腱鞘和拇长屈肌腱腱鞘，切开之，探查其交通。

（2）**剖开腕桡侧管**：提起屈肌支持带桡侧半的切缘，在其桡侧端附着处仔细切开，打开腕桡侧管，找出通过的桡侧腕屈肌腱及其腱鞘。

6．剖查蚓状肌、探查筋膜间隙

（1）**分离指浅、深屈肌腱**：观察其位置关系。找出起于指深屈肌腱的蚓状肌，并观察。

（2）用刀柄探查**指屈肌腱**和蚓状肌后方的**掌中间隙**；再探查位于拇收肌前方的**鱼际间**

隙,明确它们的境界。

7. 解剖尺神经深支、掌深弓及其分支

(1) 寻找**尺神经深支和尺动脉掌深支**:在豌豆骨外下方找到尺神经深支和尺动脉掌深支,修除周围结缔组织,切断附近肌,沿其走行追踪。

(2) 剖出**掌深弓及其分支**:在腕管附近切断各屈指肌腱,向远侧掀开。除去其深面的结缔组织和骨间掌侧筋膜。继续向桡侧追踪,可见掌深支与桡动脉末端吻合形成的掌深弓和与其伴行的尺神经深支。修洁掌深弓及其各分支,观察之。

(3) 观察**骨间肌**:除去骨间掌侧筋膜后,观察骨间掌侧肌的起止和走行。

8. 解剖指蹼间隙

仔细去除各指蹼间隙残留的皮肤和脂肪组织。修洁各指掌侧总动脉和总神经的末段,可见它们在各指蹼间隙处分为 2 条指掌侧固有动脉和神经,分别行向相邻两指的相对缘。修洁各蚓状肌腱,观察其走向。探查指蹼间隙的交通关系。

9. 解剖手指掌面

(1) 剖查**指掌侧固有动脉和神经**:将纵切口的皮肤翻向两侧,从指蹼处向远侧剖查指掌侧固有动脉和神经,注意二者的位置关系。

(2) 观察**指浅屈肌腱、指深屈肌腱**:清理指屈肌腱纤维鞘,纵行切开腱鞘,观察指浅屈肌腱裂孔及附着点。

(3) 观察**指深屈肌腱的走行及终止**:将指屈肌腱拉起,观察腱纽和腱系膜。

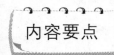
内容要点

一、臂前群肌

臂前群肌包括 3 块肌肉:肱二头肌、喙肱肌、肱肌,受肌皮神经支配,能屈肩关节、肘关节。

肱二头肌起于盂上结节和喙突,止于桡骨粗隆。前臂旋前状态下能强有力地使前臂旋后。

二、前臂前群肌

1. 层次和名称

第一层:肱桡肌、旋前圆肌、桡侧腕屈肌、掌长肌、尺侧腕屈肌。

第二层:指浅屈肌。

第三层:拇长屈肌、指伸屈肌。

第四层:旋前方肌。

2. 神经支配和作用

分别受正中神经(6 块半)、尺神经(1 块半)、桡神经(1 块)支配;有屈肘、使前臂旋前、屈和展、收腕、屈指和协助外展手指等作用。

三、动脉干和动脉网

（一）肱动脉

1. 行程要点

肱二头肌内侧沟→肘窝尖，旋前圆肌上缘附近→桡动脉和尺动脉。

2. 分支分布

臂和肘关节均有分支。

（二）桡动脉

1. 行程要点

旋前圆肌浅面→肱桡肌深面→肱桡肌腱与桡侧腕屈肌腱之间→桡骨茎突下方进入手背。

2. 分布

前臂和手。

（三）尺动脉

1. 行程要点

旋前圆肌深面→尺侧腕屈肌深面→豌豆骨绕侧入手掌。

2. 分布

前臂和手。

（四）肘关节动脉网

由肱动脉和桡、尺动脉的分支构成。

四、神经

（一）神经的走行

1. 肌皮神经

穿喙肱肌→肱二头肌与肱肌之间→臂下部自肱二头肌外缘浅出为前臂外侧皮神经。

2. 正中神经

伴行肱动脉→肘窝尖→穿旋前圆肌之间→指浅屈肌和指深屈肌之间→掌长肌腱与桡侧腕屈肌腱之间→穿腕管入手掌。

3. 尺神经

臂上部伴行肱动脉→穿臂内侧肌间隔→肱三头肌内侧头浅面→肱骨内上髁后面尺神经沟→尺侧腕屈肌深面→伴行尺动脉。

4. 桡神经

穿臂后面的肱骨肌管→肘关节上方肱桡肌与肱肌之间→分为浅支和深支。

五、掌心部的层次结构特点

1. 层次

皮肤→浅筋膜→深筋膜(掌腱膜)→浅血管神经层(掌浅弓、指掌侧总动脉和神经)→屈指肌腱和蚓状肌→掌中间隙的深血管神经层(掌深弓、尺神经深支等)→掌侧骨间肌→掌骨。

2. 特点

皮肤厚韧,扩展性差;浅筋膜致密,内有纤维隔联结皮肤与深筋膜,血管神经穿行于中;深筋膜增厚形成掌腱膜(palmar aponeurosis),与掌心的形态维持和手的握持功能等活动关系密切,发出内外侧隔将手掌分隔为鱼际鞘、掌中鞘、小鱼际鞘。

六、指腹

1. 定义

指腹(或称指端密闭间隙)是末节手指掌侧的软组织的总称。

2. 特点

其两侧和近、远侧都由皮肤和骨膜或纤维隔与邻近区域分隔,独立。

七、手(内)肌:三群

(一)外侧群(鱼际)

包括拇短展肌、拇短屈肌、拇对掌肌、拇收肌;前三者由正中神经鱼际支支配,后者由尺神经掌深支支配。有屈、展拇指,使拇指对掌等功能。

(二)内侧群(小鱼际)

包括小指短展肌、小指短屈肌、小指对掌肌。由尺神经支配,有运动小指的功能。

(三)中间群

包括蚓状肌(4块)、骨间肌(掌侧3块、背侧4块);第1、2蚓状肌由正中神经支配,其余由尺神经支配。有屈掌指关节、伸指间关节和收展尺侧四指的功能。

八、手掌部血管神经

(一)掌浅弓

1. 构成

由尺动脉末段和桡动脉掌浅支组成。

2. 主要分支

3条指掌侧总动脉,1支小指掌侧尺侧固有动脉。

3. 最凸点体表投影

拇指外展状态,平其尺侧缘平面。

(二)掌深弓

1. 构成

由桡动脉末段和尺动脉掌深支组成。

2. 主要分支

掌心动脉。

(三)正中神经

1. 手内行程

腕管→掌心部近端→分支。

2. 分支分布

手掌皮支(3条半指掌侧神经)——手掌桡侧半和桡侧3个半指皮肤;鱼际支(返支)——鱼际肌3块,第1~2蚓状肌。

(四)尺神经

1. 手内行程

豌豆骨桡侧→小鱼际(钩骨钩附近)→分支。

2. 分支分布

皮支(1条半指掌侧神经)——手掌尺侧半和尺侧1个半指皮肤;掌深支——小鱼际肌,拇收肌,第3~4蚓状肌,7块骨间肌。

九、手指

1. 层次结构

掌侧:皮肤→浅筋膜→指纤维鞘(指腱鞘纤维鞘)→指滑膜鞘(指腱鞘滑膜鞘)和屈指肌腱→指骨;背侧:皮肤→浅筋膜→指背腱膜→指骨。

2. 血管神经分布特点

走行在手指两侧的浅筋膜内,动脉、神经分支从侧面走向中线,静脉淋巴向指背回流。

十、重要局部

(一)肘窝

肘关节前方的三角形凹陷。

1. 境界

上界:肱骨内、外上髁连线;下内侧界:旋前圆肌;下外侧界:肱桡肌。

2．内容

肱二头肌腱居中,内侧为肱血管及桡、尺血管,正中神经;外侧为前臂外侧皮神经、桡神经与桡侧副动脉。

（二）肱二头肌沟

有肱血管、正中神经、尺神经等穿行。

（三）前臂屈肌后间隙

旋前方肌深面,有骨间掌侧血管神经穿行,向下通腕管。

（四）腕管

1．构成
腕横韧带(屈肌支持带)与腕骨沟围成。

2．内容物
9条肌腱,1条神经(正中神经)。

3．交通
上→屈肌后间隙;下→掌中间隙。

（五）指腱鞘

1．构造
腱纤维鞘→腱滑膜鞘壁层→滑膜腔→滑膜鞘脏层→屈指肌腱。

2．功能
约束、润滑肌腱。

（六）掌筋膜间隙

掌筋膜间隙包括掌中间隙和鱼际间隙,其详细介绍见表7.1。

表 7.1

	掌中间隙	鱼际间隙
前界	中、环、小指屈指肌腱和2、3、4蚓状肌	食指屈指肌腱和第1蚓状肌
后界	第3～5掌骨和骨间肌表面的筋膜	拇收肌及筋膜
内侧界	掌内侧隔	掌中隔
外侧界	掌中隔	掌外侧隔
交通	上→前臂屈肌后间隙 下→第3,4指蹼	上→前臂屈肌后间隙 下→第1,2指蹼

思考题

1．复习总结
（1）回顾手掌层次结构特点、血管分布和神经支配特点、手指结构特点。

（2）在旋前圆肌止点上、下方骨折时，骨折远、近侧端可呈什么方位？

2．简答题

（1）正中神经和尺神经在什么地方容易受损？可导致什么症状？

（2）手指出血，可在何处压迫止血？

（3）尺神经、正中神经的行程中易损伤部位分别是哪里？在这些部位损伤后分别可导致哪些功能障碍或畸形？

（4）以上肢动脉干及其分支分布为依据，描述下列部位损伤的压迫止血部位：①中指指端断裂出血；②手部多指断裂出血；③前臂骨折出血。

3．案例分析

案例1　患者男性，25岁。主诉：1小时前驾驶摩托车不慎滑倒，左肘部着地受伤。检查所见：左上臂长度较右侧短，臂中部外凸，肿胀，触压疼痛明显。"虎口"区皮肤感觉丧失，不能伸腕和掌指关节，不能握紧拳头。

分析：

（1）这是什么病症？

（2）诊断的依据是什么？

（3）请解释患者上臂外伤畸形的形态学机制。

案例2　患者女性，24岁，从事文秘工作。主诉：近半年左手不适。初期为左手外侧三个半指间断有麻木、刺痛感觉，有时有烧灼感，敲打键盘时间过长出现，继续工作则加重，休息后可缓解。近半个月疼痛加剧，有时休息仍不能缓解，并有拇指运动无力，常拿不稳东西。检查所见：左手鱼际肌肉较右手平坦，拇指不能外展，对掌功能几乎丧失。屈腕和腕过伸动作可使手部疼痛明显加重。左手无汗，皮肤干燥有脱屑。

分析：

（1）这是什么病症？

（2）诊断的依据是什么？

（3）该病症受损的神经如果在肘部，还可能有什么体征？

实验八　臂、前臂后面、手背、肩胛区及背浅层的解剖

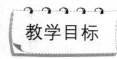

教学目标

一、了解部分

(1) 背部的皮神经分布。

(2) 臂、前臂后面的皮神经分布。

(3) 背部的浅血管。

(4) 项、背部的深筋膜。

(5) 背浅层肌、肩胛区肌的起止。

(6) 肩胛背神经、肩胛上神经的行程和支配。

二、理解部分

(1) 背浅层肌、肩胛区肌的作用和神经支配。

(2) 听诊三角的境界和临床应用。

(3) 肩胛动脉网的形成和作用。

(4) 斜方肌深层的血管神经分布。

(5) 腋神经受损的功能障碍分析。

三、掌握部分

(1) 背阔肌、斜方肌、三角肌的起止、作用及神经支配。

(2) 肩胛区肌的层次排列。肌腱袖的形成和作用。

(3) 腋神经的行程、支配及伴行动脉。

(4) 三边孔、四边孔的境界及穿行结构。

(5) 能够熟练应用下列专业英语词汇：trapezius（斜方肌）；latissimus dorsi（背阔肌）；deltoid（三角肌）；accessory nerve（副神经）；trilateral foramen（三边孔）；quadrilateral foramen（四边孔）；musculotendinous cuff（肌腱袖）。

四、重点与难点

（一）重点

（1）背阔肌、斜方肌、三角肌。

（2）腋神经。

（3）肌腱袖、三边孔、四边孔。

（二）难点

（1）肌腱袖的形成和作用。

（2）肩胛动脉网的形成。

操作方法

一、三角肌区、肩胛区、臂后区、肘后区及前臂后区的解剖

（一）皮肤切口

使尸体呈俯卧位，作以下 6 个皮肤切口。

（1）切口 1：背部正中线切口，自枕外隆凸沿后正中线向下至肩胛骨下角高度。

（2）切口 2：肩部横切口，自第 7 颈椎棘突向外侧切至肩峰，再沿肩部向下切至臂上、中 1/3 交界处，于此平面作横切口，与臂前区的切口相接。

（3）切口 3：背部横切口，平肩胛骨下角水平，自正中线向外侧切至腋后线。

（4）切口 4：前臂后横切口，在肱骨内、外上髁连线作一横切口，与前臂前区的横切口相接。

（5）切口 5：腕背横切口，沿腕背作横切口与腕前横切口相接。

（6）切口 6：臂后纵切口，沿臂后部中线作纵切口向下至腕部。

将各切口间的皮片内侧缘提起，剥离皮肤与浅筋膜，翻起皮片。

（二）层次解剖

1. 解剖浅层结构

（1）**肩胛区**：在近中线处浅筋膜内可能找到 1~2 条**脊神经后支**。

（2）**臂后区**：于三角肌后缘中点下方可找到**臂外侧上皮神经**，臂后区中部找出**臂后皮神经**，在臂后中、下 1/3 交界处外侧部找出**前臂后皮神经**。

（3）**前臂后区**：在桡腕关节上方外侧寻找**桡神经浅支**，内侧寻找**尺神经手背支**。

2. 解剖三角肌区和肩胛区的肌、血管和神经

（1）**剖露三角肌**：除去此区的浅筋膜，清除三角肌表面的深筋膜，观察三角肌的起止、边界和纤维走行方向。沿锁骨、肩峰和肩胛冈切断三角肌起端，翻向下。注意观察**肩峰下囊**。

（2）剖露**肩带肌**：清除肩胛区表面的浅筋膜和深筋膜。沿肩胛冈切断**斜方肌**的附着点，将其翻起，清理、辨认**冈上肌**、**冈下肌**和**大圆肌**、**小圆肌**。

（3）剖查**肩胛上血管和神经**：切断**冈上肌**、**冈下肌**，寻找两肌深面的**肩胛上动脉**和**肩胛上神经**。观察血管、神经与肩胛上韧带的关系。

（4）解剖**腋神经和旋肱后动脉**：清理小圆肌、大圆肌和肱三头肌长头，观察**四边孔**的境界和穿过其间的**旋肱后动脉**和**腋神经**。

（5）解剖**旋肩胛动脉**：清理并观察**三边孔**的境界和从中穿过的**旋肩胛动脉**。

（6）解剖**肩关节**：追踪冈上肌、冈下肌和小圆肌至止点，观察三肌止端的位置及其与关节囊的关系，注意肌腱袖的形成。切开关节囊，观察肩关节的构成，了解其结构特点。

3．解剖臂后区

（1）暴露**肱三头肌**：清除浅筋膜，显露深筋膜。纵行切开深筋膜向两侧剥离，并探查深入臂肌前、后群之间的内、外侧肌间隔。清理并观察**肱三头肌**。

（2）解剖**肱骨肌管及其内容**：在肱三头肌长头与外侧头之间钝性分离，找出**桡神经**和**肱深动脉**进入肱骨肌管处。将解剖镊深入肱骨肌管，沿解剖镊的方向切断肱三头肌外侧头，打开肱骨肌管。清理桡神经和肱深动、静脉，追踪它们的走行及分支。

4．解剖肘后区

（1）剖查**尺神经**：在肱骨内上髁后方、鹰嘴内侧切开深筋膜，寻找**尺神经**，分别向上、下追踪，观察其行程。

（2）解剖**肘关节**：在中线上垂直切开肱三头肌腱膜，向两侧显露肘关节囊至肱骨内、外上髁附近，在关节的后方或外侧纵行切开关节囊，观察肘关节的构成，了解其结构特点。

5．解剖前臂后区

（1）解剖深筋膜和前臂肌后群：清除浅筋膜，暴露深筋膜。纵行切开深筋膜，保留**伸肌支持带**，显露前臂肌后群，分离并观察后群浅层诸肌。从下向上将桡侧腕伸肌和指伸肌分开，并向两侧牵拉，显露深层肌并观察之。

（2）解剖**骨间后血管神经束**：在旋后肌下缘处寻出骨间后动脉和神经，追踪并观察之。

二、腕后区、手背及手指背面的解剖

（一）皮肤切口

使尸体呈俯卧位，作以下 2 个切口。

（1）切口 1：手背纵切口自腕背横切口的中点向下作纵切口至中指甲根部近端。

（2）切口 2：手背横切口沿掌指关节作横切口。

提起上述纵切口的皮缘，向两侧剥离、翻开皮片。

（二）层次解剖

1．解剖腕后区浅层结构

分离和观察浅筋膜内的**手背静脉网**及**头静脉**、**贵要静脉**、**尺神经手背支**和**前臂后皮神经终末支**等结构。

2．解剖伸肌支持带及其深面结构

清理、观察伸肌支持带,在6个骨纤维管处分别纵行切开伸肌支持带,观察通过各骨纤维管的肌腱和腱鞘。

3．解剖鼻烟窝

清理**拇长伸肌腱**、**拇短伸肌腱**和**拇长展肌腱**,观察鼻烟窝的境界。除去窝内的疏松结缔组织,寻找并修洁行于窝内的**桡动、静脉**,追踪桡动脉至其穿入第1骨间背侧肌处。

4．解剖腕关节

在腕关节的外侧纵行切开关节囊,观察腕关节的构成。

5．解剖手背浅筋膜

(1) 剖查**手背静脉网**:在浅筋膜内可见静脉网,在第1掌骨间隙处,由静脉网合成头静脉。在第4掌骨间隙处,合成**贵要静脉**。

(2) 剖查**手背皮神经**:在手背近端桡侧寻找**桡神经浅支**,尺侧寻找**尺神经手背支**。清理后,观察两神经向手背及手指的分支。

6．解剖手背深筋膜

(1) 显露**手背筋膜**:清除浅筋膜,保留静脉网,显露由深筋膜浅层与伸肌腱愈合形成的手背腱膜。观察手背皮下间隙,观察指伸肌腱远端的**腱间结合**。

(2) 显露**骨间背侧筋膜**:剥离并切断手背腱膜远端,将腱膜掀起,暴露骨间背侧筋膜,探查腱膜下间隙。

(3) 观察**骨间背侧肌**:除去骨间背侧筋膜,观察骨间背侧肌的走行和起止。

7．解剖手指背面结构

沿指伸肌腱追踪至手指背面,观察其形成的**指背腱膜**。

三、背部浅层解剖

(一) 解剖浅层结构

1．解剖皮神经和浅血管

在项、背、腰部正中线两侧的浅筋膜中,寻找从深筋膜穿出的脊神经后支的皮支及其伴行的肋间后血管的细小穿支。由于大多数皮神经较为细小,不必一一找出。

2．清除浅筋膜

保留已找到的皮神经和浅血管,将浅筋膜彻底去除,暴露深筋膜。

(二) 解剖深层结构

1．解剖背部深筋膜

浅层背部深筋膜的浅层包裹斜方肌和背阔肌。在棘突、肩胛冈和肩峰等部位,深筋膜与骨膜相愈合。左手用镊子提起斜方肌或背阔肌表面的深筋膜,右手用解剖刀沿与肌纤维垂直或平行的方向剥除深筋膜修洁此二肌。

2．观察第一层肌和肌间三角

第一层即斜方肌、背阔肌和腹外斜肌后部。观察由斜方肌外下缘、背阔肌上缘和肩胛骨脊柱缘围成的**听诊三角**。修洁背阔肌的外下缘,观察该缘下部与髂嵴和腹外斜肌后缘围成的**腰下三角**,三角的底(深)面是腹内斜肌。

3.解剖斜方肌和背阔肌

(1)解剖并观察**斜方肌**:首先,从斜方肌的外下缘紧贴肌深面插入刀柄,钝性分离该肌,向内侧直至其在胸椎棘突上的起点,使其与深面组织分离。再从该肌止点处开始顺肌纤维方向用刀柄将三部分肌纤维钝性分开,观察各部肌纤维的方向,体会其作用。然后沿正中线外侧1～2 cm处切断其在椎骨棘突上的起点、沿上项线切断其枕部起点,把各部肌纤维翻到其止点。切翻此肌时,要注意不要伤及其深面的**菱形肌**。注意将**枕大神经**保留在原位,而将其外上缘深面的**副神经和颈横血管**的分支同斜方肌一并翻向外侧。翻开斜方肌以后,沿副神经及其伴行血管清除结缔组织,修洁保留副神经和颈浅动脉,观察神经血管的入肌点。

(2)解剖观察**背阔肌**:从背阔肌的外下缘紧贴其深面插入刀柄,向内上方钝性分离至胸腰筋膜。再沿背阔肌的肌性部与腱膜的移行线外侧1～2 cm处纵行切开背阔肌,翻向外侧。翻离时,注意仔细地将其深面的下后锯肌分开。观察并切断背阔肌在下位3～4肋和肩胛骨下角背面的起点。翻至腋区时找出**胸背神经、胸背动脉**及其伴行**静脉**。观察并修洁这些神经和血管直至其入肌点。

4.观察第二层肌和腰上三角

(1)解剖辨认**第二层肌**:第二层肌位于斜方肌和背阔肌的深面,包括**夹肌、头半棘肌、肩胛提肌、菱形肌、上后锯肌、下后锯肌**和腹内斜肌后部。首先修洁并观察肩胛提肌和菱形肌。肩胛提肌位于颈椎横突和肩胛骨上角之间;菱形肌起自第6颈椎至第4胸椎棘突,止于肩胛骨脊柱缘。沿正中线外侧2～3 cm处,纵行切断菱形肌并向外侧翻开,显露位于棘突和第2～5肋角之间的上后锯肌。

翻开菱形肌时注意在其深面找出**肩胛背神经**和**肩胛背动脉**及其伴行静脉。沿正中线外侧2～3 cm处切断上后锯肌。

修洁下后锯肌。此肌很薄,以腱膜起自第11胸椎至第2腰椎棘突,肌纤维向外上,止于第9～12肋。

(2)观察**腰上三角**:该三角通常由**下后锯肌下缘、竖脊肌外侧缘和腹内斜肌后缘**围成。

5.解剖腰背部深筋膜深层

(1)去除项筋膜,修洁夹肌。

(2)解剖并观察**胸腰筋膜**:该筋膜在腰区特别发达,分3层分别包裹竖脊肌和腰方肌。从第12肋平面开始,沿竖脊肌的中线纵行切开胸腰筋膜的后层,翻向两侧,显露竖脊肌;将竖脊肌牵拉向内侧,观察深面的胸腰筋膜中层,观察体会竖脊肌鞘的形成。

6.解剖第三层肌

第三层肌包括**竖脊肌**和**腹内斜肌后部**,此时主要解剖观察竖脊肌。

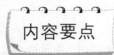

内容要点

一、背肌浅层和肩肌(上肢带肌)

(一) 背肌浅层

1. 斜方肌

由副神经支配。止于锁骨外侧 1/3 部分、肩峰和肩胛冈。双侧收缩使肩胛骨向脊柱靠拢,头后仰;上部肌束上提肩胛骨,下部肌束使肩胛骨下降;若肩胛骨固定,一侧肌收缩可使颈向同侧屈、脸转向对侧。

2. 背阔肌

由胸背神经支配。止于肱骨小结节嵴。可使肱骨内收、旋内和后伸,上肢上举。

听诊三角:内上界为斜方肌的外下缘;外侧界为肩胛骨脊柱缘;下界为背阔肌上缘。缺乏肌覆盖,为肺下叶听诊区。

3. 肩胛提肌

由肩胛背神经支配,可运动肩胛骨。

4. 菱形肌

由肩胛背神经支配,可运动肩胛骨。

(二) 肩肌

1. 三角肌

由腋神经支配。起于锁骨外侧段、肩峰和肩胛冈肱骨,止于三角肌粗隆。能外展肩关节,前部肌束使肩关节屈,旋内,后部肌束使肩关节伸和旋外。

2. 其他肌

冈上肌、冈下肌、小圆肌、大圆肌、肩胛下肌;受肩胛上、下神经,腋神经支配,可运动肩关节。

肌腱袖:为冈上肌、冈下肌、小圆肌和肩胛下肌止腱连成的腱板,围绕肩关节的上、后和前方,并与肩关节囊愈着,对肩关节起稳定作用。

(三) 血管

(1) **肩胛上动脉**:来自甲状颈干,供应冈上肌、冈下肌、肩胛骨。

(2) **颈浅动脉**:来自颈横动脉降支,伴副神经入斜方肌。

(3) **肩胛背动脉**:来自颈横动脉,菱形肌深面。

(4) **旋肩胛动脉**:来自肩胛下动脉,穿三边孔,供应冈下窝。

(5) **旋肱前、后动脉**:来自绕肱骨外科颈,供应三角肌、肩关节。

(6) **肩胛动脉网**:由**旋肩胛动脉、肩胛上动脉、肩胛背动脉**等吻合构成,腋动脉堵塞时为重要的侧支循环通路。

（四）神经

（1）**腋神经**：来自臂丛后束，穿四边孔，支配三角肌和小圆肌。
（2）**肩胛上神经**：来自臂丛，越过肩胛上横韧带，支配冈上肌、冈下肌。
（3）**副神经**：支配斜方肌。
（4）**肩胛背神经**：来自臂丛，支配肩胛提肌、菱形肌。
（5）**臂上外侧皮神经**：来自腋神经。

二、臂和前臂及手背

（一）臂后群肌——肱三头肌

起点：长头（盂下结节），内、外侧头（肱骨桡神经沟两侧）。
止点：尺骨鹰嘴。
作用：伸肩、肘关节（与肱二头肌相反）。
神经支配：桡神经。

（二）前臂肌后群

共同起于伸肌总腱，分深、浅两层排列：
1．浅层
由桡侧向尺侧依次为**桡侧腕长伸肌、桡侧腕短伸肌、指伸肌、小指伸肌、尺侧腕伸肌**。
2．深层
由上到下依次为**旋后肌、拇长展肌、拇短伸肌、拇长伸肌、示指伸肌**。
神经支配：桡神经。
运动：伸肘，前臂旋后、伸展收腕、伸指并协助外展手指（注意与前臂肌前群比较；注意有"腕"、有"旋"、有"指"的肌的作用）。

（三）血管

1．肱深动脉
伴桡神经入肱骨肌管—肘关节。
2．骨间后动脉
穿前臂骨间膜入前臂后区。
3．手背静脉网
手的血液回流，以手背静脉为主。
4．桡动脉
入鼻烟窝。

（四）神经

1．桡神经
伴肱深动脉入肱骨肌管—肘窝—浅、深支—全部伸肌、手背桡侧半。

2．尺神经手背支

手背尺侧半。

3．尺神经

沿肱三头肌内侧头内侧—尺神经沟。

4．骨间后神经

即桡神经深支的延续，与同名动脉伴行。

三、重要局部

1．三边孔

由小圆肌、大圆肌、肱三头肌长头腱围成，有**旋肩胛动脉**通过。

2．四边孔

由小圆肌、大圆肌、肱三头肌长头、肱骨围成，有**腋神经、旋肱后动脉**通过。

3．肱骨肌管

由桡神经沟、肱三头肌内、外侧头围成，有桡神经和肱深血管穿过。

4．解剖学鼻烟窝

位于**拇长展肌腱和拇短伸肌腱**与**拇长伸肌腱**之间，底为手舟骨和大多角骨，有**桡动脉**穿过。

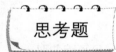

思考题

1．复习总结

背部、肩胛区的主要血管神经和重要局部；臂后区的重点肌和局部。

2．思考题

（1）肩胛骨与躯干间无关节连接，为什么能固定在躯干背侧？借助哪些结构固定？副神经或胸长神经麻痹时会导致肩胛骨的位置改变吗？若位置改变，会发生怎样的改变？

（2）描述肩关节的主要结构、运动形式及与运动有关的肌。肩关节易向何方脱位？为什么？肩周炎时可导致运动疼痛或受限，与哪些肌密切相关？为什么？

（3）肱骨外科颈骨折，可损伤什么神经？导致什么症状？

（4）肱骨在三角肌止点上、下骨折时，断端如何错位？

（5）描述背部肌的配布。

实验九　胸壁、胸膜、肺的解剖

一、了解部分

(1) 胸部的标志线。

(2) 胸廓内动脉的行程和分支分布概况；胸骨旁淋巴结的位置和引流区；胸横肌和胸内筋膜（自学）。

(3) 胸膜、肺前界的体表投影；肺的分段；肺的淋巴回流和神经支配。

二、理解部分

(1) 肋间肌的配布、纤维方向及作用；肋间血管神经的行程；胸穿的应用解剖。

(2) 呼吸肌的作用与呼吸运动。

(3) 胸膜隐窝的形成。

(4) 肺根、支气管树、支气管肺段的概念；肺的功能血管和营养血管。

三、掌握部分

(1) 肋间层次结构。

(2) 胸膜和胸膜腔概念，胸膜的分部及特点，胸膜腔的特点；肋膈隐窝的定义。

(3) 肺的位置、外形分部及特点。

(4) 肺和胸膜下界的体表投影。

(5) 能够熟练应用下列专业英语词汇：intercostales externi/interni（肋间外、内肌）；intercostal artery/nerve（肋间内动脉、神经）；internal thoracic artery（胸廓内动脉）；pleura（胸膜）；visceral/parietal pleura（脏层、壁层胸膜）；pleural cavity（胸膜腔）；costal/diaphragmatic/mediastinal pleura（肋胸膜、膈胸膜、纵隔胸膜）；cupula of pleura（胸膜顶）；costodiaphragmatic recess（肋膈隐窝）；lung（肺）；cardiac notch（心切迹）；bronchial tree（支气管树）；pulmonary artery（肺动脉）；lobar/segmental bronchi（叶支气管、段支气管）；diaphragm（膈）；aortic hiatus（主动脉裂孔）；esophageal hiatus（食管裂孔）；vena cava foramen（腔静脉裂孔）；root of lung（肺根）；bronchopulmonary segment（支气管肺段）。

四、重点与难点

(一) 重点

(1) 肋间隙层次结构。
(2) 胸膜、胸膜腔、肋膈隐窝。
(3) 肺的位置、外形。

(二) 难点

(1) 胸膜腔的概念。
(2) 支气管肺段的概念及肺段划分。

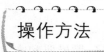

操作方法

一、解剖胸壁

1. 观察胸前、外侧壁的浅层结构

已在上肢解剖时完成。逐层翻开皮肤、浅筋膜、胸大肌、胸小肌,观察**肋间神经前皮支**和**外侧皮支**穿出部位;清理胸大肌、胸小肌在胸壁上的附着部分;将**前锯肌**自起点处剥离,连同支配该肌的胸长神经一起翻向外侧,观察其与腹外斜肌肌齿的交错。

2. 解剖肋间隙

肋间外肌、肋间内肌和**肋间最内肌**均很薄,观察肋间外肌肌纤维的走行方向及肋间外膜,沿第 3 或第 4 肋下缘,轻轻切开肋间外肌和肋间外膜,并向下翻,可见位于其深面、肌纤维走向内上方的肋间内肌。可见肋间神经的分支进入肋间外肌、肋间内肌。

3. 开胸

(1) **锯断胸骨柄**:以左右胸锁关节下缘连线锯断胸骨柄,可完整保留颈部结构。

(2) **切除肋间肌**:沿腋中线将第 1~9 肋间隙的肋间肌切除 1.5 cm,勿伤及深面的壁胸膜。将手指插入肋间隙,将壁胸膜轻轻内压使胸壁分离,保留完整的胸膜。

(3) **剪断肋骨**:将肋骨剪弯曲的一半插入肋与壁胸膜之间,剪断第 2~10 肋。

(4) **翻开胸前壁**:用凿子从锯缝翘起下半胸骨柄与胸骨,并剪断胸廓内动、静脉。将手从第一肋间隙插入胸骨和肋深面向后钝性分离,打开胸前壁。翻开胸前壁时,注意观察胸骨体后面的胸骨心包韧带。

(5) **切断膈的前部起点**:胸前壁翻开后,可见膈的前部起点,沿膈起点后方 1 cm 处切断膈,向两侧切至腋中线,胸前壁即可翻向下。

4. 观察胸前壁内面

(1) **观察胸内筋膜**:贴附于胸前壁的结缔组织膜即胸内筋膜。透过胸前壁内面的胸内筋膜,可见**胸横肌**。

(2) 解剖**胸廓内动、静脉及胸骨旁淋巴结**:解剖胸廓内动脉,向下清理出其分出的两个终末支——**腹壁上动脉**和**肌膈动脉**。沿胸廓内动脉主干寻认其发出的肋间前支、穿支、**心包膈动脉**。观察沿胸廓内动、静脉周围排列的**胸骨旁淋巴结**。

二、探查胸膜腔观察胸腔的分部和内容

胸腔分为位于中间的纵隔以及两侧的**胸膜囊（腔）**，纵隔内有**心**、**心包**、出入心的**大血管**、**气管**、**食管**等，两侧的胸膜囊内分别容纳**左**、**右肺**。

1．打开胸膜腔

沿锁骨中线将壁胸膜纵行剪开，上、下端各作一横切口，向两侧翻开胸膜，打开胸膜腔。观察覆盖肺表面的**脏胸膜**，脏胸膜紧贴肺实质表面并延伸至**肺裂**。脏胸膜与壁胸膜之间的间隙即胸膜腔。

2．探查壁胸膜

将手伸入胸膜腔探查壁胸膜各部：**胸膜顶**、**肋胸膜**、**膈胸膜**和**纵隔胸膜**。

（1）用手向上探查**胸膜顶**：观察其在锁骨内 1/3 段向上凸出 2～3 cm，在胸膜顶的前、外、后方有前、中、后斜角肌围绕。锁骨下动脉从其前方穿出斜角肌间隙。

（2）探查**胸膜前界**：肋胸膜与纵隔胸膜前缘之间的反折线即**胸膜前界**。注意左、右胸膜前界自胸膜顶向下逐渐靠拢，在第 2～4 肋之间，两侧前界在中线稍偏左侧相互接触甚至重叠。从第 4 肋以下，左、右胸膜前界又分开，左侧在第 4 胸肋关节处向左外斜行，沿胸骨左缘下降至第 6 肋软骨移行为**胸膜下界**。右侧垂直下行至第 6 胸肋关节处移行为下界。

（3）探查**胸膜下界**：将手指伸入肋胸膜与膈胸膜之间，探查二者的下反折线即胸膜下界。一般在锁骨中线与第 8 肋相交，腋中线与第 10 肋相交，肩胛线与第 11 肋相交，近后正中线平对第 12 胸椎棘突。

3．探查胸膜隐窝

将手伸入肋胸膜与膈胸膜反折处，即**肋膈隐窝**，肺下缘未伸入其内，肺下界比胸膜下界约高 2 肋。肋胸膜与左纵隔胸膜反折处为**左肋纵隔隐窝**，肺前缘未达其内。探查肋膈隐窝时，注意不要被肋骨断端划破手。

4．观察胸膜间区

在第 2 肋以上、第 4 肋以下的两侧胸膜前界之间有两个三角形的**无胸膜区**，即**上胸膜间区（胸腺三角）**和**下胸膜间区（心包三角）**，分别与胸腺和心包相关。

5．探查肺韧带

将肺下部拉向外，可见脏、壁胸膜在肺根下方反折形成皱襞，即**肺韧带**。

三、观察肺及肺根

观察肺的位置、形态和分叶，探查肺尖突入颈根部的情况。观察**肺的体表投影**，比较肺与胸膜前、下界的关系。

1．取肺

将肺拉向外侧，暴露肺根，紧靠肺门切断肺根和肺韧带，将肺取出。如肺与壁胸膜有粘连，须小心分离。在肺标本上观察肺的**裂**和**分叶**，肺门结构及其位置关系。

2．观察肺根

在取出的肺标本上辨认肺根各结构及其位置关系，辨认肺门淋巴结。

3．解剖肺段

从肺门沿**主支气管**、**肺叶支气管**将**肺段支气管**及其伴行的**肺段动脉**与周围结构分离，解剖并观察 1～2 个肺段。

四、解剖肋间后间隙

1．撕去胸后壁的肋胸膜

选择 1～2 个肋间隙清理肋间后动、静脉和**肋间神经**，在肋角处清理出**肋间后动脉**发出的上、下支。

2．观察肋角内侧的肋间血管、神经

在肋间隙内的排列及其与肋骨的位置关系：在肋角处，肋间后动、静脉，肋间神经进入肋间内肌和肋间最内肌之间；在肋角外侧，血管、神经本干行于肋沟内，其位置排列自上而下为静脉、动脉和神经。

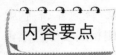

内容要点

一、胸壁层次

皮肤→浅筋膜→深筋膜→胸上肢肌→肋间外肌（或膜）→肋间内肌（或膜）→胸横肌或肋间最内肌→胸内筋膜→肋胸膜→胸膜腔。

二、肋间隙结构

（一）肋间肌

肋间肌分为肋间外肌和肋间内肌，具体如表 9.1 所示。

表 9.1　肋间外肌和肋间内肌的结构特点

	肋间外肌	肋间内肌
层次	浅	深
起点	上位肋下缘	下位肋上缘
止点	下位肋上缘	上位肋下缘
肌纤维方向	后上→前下	前下→后上
作用	提肋助吸气	降肋助呼气
神经支配	肋间神经	相同

注：肋间外肌、肋间内肌、肋间最内肌和胸横肌合称胸固有肌。

（二）肋间血管神经束

1．数量

11 对肋间神经,1 对肋下神经。

2．走行特点

肋角以内:肋间隙中央。

肋角以外:主干在上位肋肋沟内,侧支斜行到下位肋上缘。

3．结构排列

从上到下依次为静脉→动脉→神经。

（三）胸廓内血管和胸骨旁淋巴结

1．胸廓内动脉

起点:锁骨下动脉。

行程:胸骨侧缘外侧 1 cm 左右紧贴胸壁内面。

2．胸廓内静脉

伴行动脉,回流到头臂静脉。

3．胸骨旁淋巴结

收纳:乳房内侧部、胸前壁的淋巴。

回流:支气管纵隔干或淋巴导管。

三、胸膜

1．性质

衬贴在胸腔内面和肺表面的浆膜。

2．作用

具有分泌、吸收、增生修复等功能。

3．分部

分为肺(脏)胸膜、壁胸膜。壁胸膜又分为四部:肋胸膜;纵隔胸膜;膈胸膜;胸膜顶,颈胸膜。

4．胸膜腔和胸膜隐窝

（1）胸膜腔

形成:脏胸膜和壁胸膜围成的潜在性、密闭性腔隙。

特点:有少量浆液,负压。

作用:减少摩擦,牵张肺。

（2）胸膜隐窝

概念:在深吸气时,肺缘不能伸入的胸膜腔部分。

肋膈隐窝:胸膜下界与肺下缘之间,宽大,液体潴留的常见部位。

肋纵隔隐窝:左胸膜前界与左肺心切迹之间。

5．胸膜界线（反折线）与胸膜间区

（1）胸腺区（三角）:胸骨柄后方,内有胸腺等。

（2）心包裸区（三角）：胸骨体下部和左第5、6肋软骨后方，心包与胸壁直接相贴。

四、肺

1. 位置

胸腔内纵隔两侧。

2. 形态

可概括为：一尖、一底、两面、三缘。

3. 肺门

肺内侧面中部的凹陷，有主支气管、肺动静脉、支气管动静脉、淋巴管、神经等进出。

4. 肺根

主要结构的排列关系：从前到后依次为SV（上肺静脉）→A（动脉）→B（主支气管）；从上到下依次为（左肺）A→ B→IV（下肺静脉），（右肺）B→ A→ B→IV。

肺根的毗邻如表9.2所示。

表9.2　肺根的毗邻

	左肺根	右肺根
上	主动脉弓、动脉韧带、左喉返神经	奇静脉弓
下	肺韧带	肺韧带
前	左膈神经和心包膈血管	右膈神经和心包膈血管、上腔静脉
后	左迷走神经、胸主动脉	右迷走神经

5. 肺裂与肺叶

左肺1裂2叶；右肺2裂3叶。

6. 肺和胸膜的体表投影

肺和胸膜的体表投影如表9.3所示。

表9.3　肺和胸膜的体表投影

	锁骨中线	腋中线	肩胛线
肺下缘	第6肋	第8肋	第10肋
胸膜下界	第8肋	第10肋	第11肋
胸膜顶和肺尖	锁骨内侧1/3	上方2~3 cm	

7. 支气管肺段

概念：每条肺段支气管所连属的肺组织的总称。

特点：相对独立。

分界标志：肺段静脉。

8. 肺的血管

功能性血管：肺动脉和肺静脉。

营养性血管：支气管动脉和支气管静脉（回流到奇静脉等）。

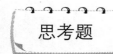

思考题

1. 复习总结

回顾本次课解剖内容的形态、辨识结构及其相关理论知识。

2. 案例分析

患者女性，18 岁。主诉：半小时前被他人用刀刺伤右侧胸壁，急诊紧急处理封闭伤口后患者仍觉呼吸困难并逐渐加重而转住院部。检查所见：右胸壁外侧有一约 1.5 cm 长的裂隙状伤口，呼吸时能听到空气出入伤口的呼啸声。体温 36.9 ℃，脉搏 98 次/min，呼吸 32 次/min，血压 120/80 mmHg。急性痛苦面容，神志清楚，强迫坐位。右胸壁呼吸运动减弱，听诊呼吸音消失，叩诊第 6 肋间隙以上呈鼓音，以下为浊音。心尖搏动位于左锁骨中线第 5 肋间外 4 cm，心音弱，心率 98 次/min，律齐。

分析：

(1) 这是什么病症？

(2) 诊断的依据和解剖知识解释是什么？

(3) 从该患者的致伤原因看，要阻止空气进入，除要封闭胸壁的伤口外，还应考虑什么？

实验十　纵隔的解剖

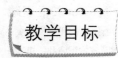
教学目标

一、了解部分

（1）纵隔的前面观，左、右侧面观。

（2）胸腺的位置和形态。

（3）纵隔的淋巴结位置和引流区（自学）。

（4）食管胸部神经支配和淋巴引流；胸交感干的组成、位置及分支。

二、理解部分

（1）纵隔的位置、分部与境界。

（2）中纵隔的内容。

（3）后纵隔的主要内容；胸主动脉的分支和分布概况。

三、掌握部分

（1）上纵隔的内容及层次排列概况；主动脉弓的行程及分支，前、后方的毗邻；气管胸部的位置及左、右主支气管的特征。

（2）心包裸区、心包与心包腔的概念，心包的层次；心包横窦、心包斜窦的定义。

（3）膈神经在胸部的行程、支配及伴行血管。

（4）食管胸部的位置、毗邻和血供；奇静脉的行程、属支、注入部位；胸导管的行程、引流区和注入部位；左、右迷走神经在胸部的行程、主要分支及支配。

（5）能够熟练应用下列专业英语词汇：mediastinum（纵膈）；thymus（胸腺）；brachiocephalic vein（头臂静脉）；superior/inferior vena cava（上、下腔静脉）；aortic arch（主动脉弓）；ductus arteriosus（胸导管）；brachiocephalic trunk（头臂干）；common carotid artery（颈总动脉）；subclavian artery（锁骨下动脉）；trachea（气管）；principal bronchus（主支气管）；phrenic nerve（膈神经）；vagus nerve（迷走神经）；thoracic aorta（胸主动脉）；azygos vein（奇静脉）；hemiazygos vein（半奇静脉）；thoracic duct（胸导管）；thoracic sympathetic trunk（胸交感干）；greater/lesser splanchnic nerve（内脏大、小神经）；pericardium（心包）；pericardial cavity（心包腔）；transverse pericardial sinus（心包横窦）；

oblique pericardial sinus（心包斜窦）。

四、重点与难点

（一）重点

（1）上纵隔结构。

（2）心包裸区、心包与心包腔；膈神经胸段。

（3）食管、奇静脉、胸导管、迷走神经。

（二）难点

（1）心包层次与心包腔的概念。

（2）胸交感干的组成和分支支配。

操作方法

一、观察纵隔

1. 纵隔的区分

观察上、下纵隔和前、中、后纵隔的区分。

2. 纵隔侧面观

隔着纵隔胸膜可见：纵隔左、右侧面中部为**肺根**。肺根前方有**膈神经、心包膈血管**；前下方为**心包**；后有**食管、迷走神经**。**左肺根**上方有主动脉弓、左锁骨下动脉和胸导管，后为胸主动脉；**右肺根**上方为上腔静脉、奇静脉弓和气管，后为奇静脉。肺根的后外有胸交感干、内脏大神经、肋间后动脉、肋间后静脉和肋间神经。

二、上纵隔的解剖

1. 观察胸腺

在胸腺三角内，成年尸体可见脂肪结缔组织构成的胸腺遗迹，少儿尸体为发达的胸腺。

2. 解剖上腔静脉和头臂静脉

剔除已观察过的胸腺遗迹或胸腺，暴露上腔静脉及头臂静脉，修洁注入上腔静脉的奇静脉和注入头臂静脉的**甲状腺下静脉**。

3. 解剖纵隔前淋巴结

清除心底大血管周围和心包前方的纵隔前淋巴结，在不妨碍操作的情况下可保留少量淋巴结。

4. 解剖主动脉弓及其三大分支

清理主动脉弓及其发出的**头臂干、左颈总动脉**和**左锁骨下动脉**（三大分支从右前向左后排列）。主动脉弓左前方有**左迷走神经**和**左膈神经**跨过。

5．解剖膈神经

由颈根部向下追至膈，修洁与膈神经伴行的**心包膈动脉**。

6．解剖迷走神经及其分支

左、右迷走神经行程不同，需分别解剖观察。**左迷走神经**在主动脉弓前方下降，经左肺根后方至食管前方分散形成食管前丛，向下再合成**迷走神经前干**。**右迷走神经**在食管与气管的右侧下行，经右肺根后方至食管后方分散形成食管后丛，向下再合成**迷走神经后干**。修洁左迷走神经发出的**左喉返神经**勾绕**主动脉弓**下方，右迷走神经发出的**右喉返神经**勾绕**锁骨下动脉**，左、右喉返神经均沿气管与食管间的沟内上行返回颈部。迷走神经还发出分支：肺根上方发出的**支气管支**、主动脉弓下后方发出的**胸心支**以及**食管支**和**心包支**。

7．解剖肺动脉、动脉导管三角

在主动脉弓下方清理肺动脉干及其**左、右肺动脉**。观察**左膈神经、左迷走神经**和**左肺动脉**围成的**动脉导管三角**。钝性分离主动脉弓下缘连至肺动脉分叉左侧的**动脉韧带**，动脉韧带外侧为**左喉返神经**。三角内相互交错的神经纤维为**心浅丛**。

三、中纵隔的解剖

1．解剖心包腔

（1）在心包前面作一"U"形切口，向上掀起心包前壁，打开心包腔。

（2）查看**浆膜心包脏、壁层**的配布和反折，将示指从右侧伸入**升主动脉**和**上腔静脉**之间，再从**肺动脉干**与**左心房**之间穿出，手指所在间隙即**心包横窦**。

（3）把心尖提起，探查**左、右肺静脉、下腔静脉**以及**左心房后壁**与心包后壁之间的**心包斜窦**。心包前壁与下壁移行处的隐窝即**心包前下窦**。

2．观察原位心的位置、形态

心尖朝向左前下，平对第5肋间隙左锁骨中线内侧 $1\sim2$ cm。心底朝向右后上，与出入心的大血管相连，并与食管、胸主动脉和奇静脉相邻。心的胸肋面可见冠状沟和前室间沟，与胸骨下部及第 $3\sim6$ 肋软骨相邻。心的膈面与下方的膈相邻。心的左、右缘隔着心包与纵隔胸膜相邻。将胸前壁复位，验证心的体表投影。

3．取出心脏

在心包腔内切断出入心的大血管根部（上腔静脉，升主动脉，肺动脉干，下腔静脉，左、右上肺静脉和左、右下肺静脉），将心脏取出。

4．解剖心脏

修洁**左、右冠状动脉主干，前、后室间支，冠状窦**及**心大、中、小静脉**，观察其行程、分布。在左、右心室前壁各作"工"字形切口，沿右心房界沟剪开**右心房**，在左、右肺静脉注入左心房之间剪开**左心房**。观察心腔结构：心房的**梳状肌、上腔静脉口、下腔静脉口、冠状窦口、卵圆窝**等，心室的**房室瓣、肉柱、乳头肌、腱索、肺动脉瓣**和**主动脉瓣**等。观察**心尖、底、二面**（胸肋面和膈面）、**三缘**（左、右、下缘）的构成。

四、后纵隔和上纵隔的解剖

1．观察气管和左、右主支气管

向左牵拉主动脉，观察气管的位置和毗邻结构，左、右主支气管的形态差异，查看沿气管与左、右主支气管排列的淋巴结。

2. 解剖食管和迷走神经

前、后干将气管、主支气管推向一侧,可见深面的食管。

(1) 观察食管上段,用镊子在上段清理,可观察其两侧紧贴的纵隔胸膜。

(2) 清理食管下段,用镊子清理食管前、后丛及向下汇成的**迷走神经前**、**后干**,清理胸主动脉发出的**食管动脉**。

3. 探查食管系膜和食管后隐窝

探查第 7 胸椎水平以下、脊柱前方主动脉弓与食管之间,两侧纵隔胸膜非常接近而形成的食管系膜,在食管后方形成食管后隐窝(右侧)。

4. 解剖胸主动脉及其分支

将食管和气管推向右侧,从主动脉弓末端向下,清理胸主动脉至膈主动脉裂孔处,沿途寻找其分支:① **食管动脉**;② **支气管动脉**;③ **肋间后动脉及肋下动脉**。向两侧清理至肋角处,追踪**肋间后动脉**发出的上、下支,观察**肋间后动脉**、**静脉**和**肋间神经**三者的位置关系。肋间后动脉一般为 9 对,行于第 3~11 肋间隙,肋下动脉走行于第 12 肋的下缘。

5. 观察奇静脉、半奇静脉和副半奇静脉

先将食管推向左侧,在脊柱右前方可见**奇静脉**,向上行绕右肺根后上方,注入**上腔静脉**。观察**奇静脉的属支**:右肋间后静脉、食管静脉和半奇静脉。半奇静脉在第 7~10 胸椎高度向右汇入奇静脉,半奇静脉接受左下部肋间后静脉和副半奇静脉。**副半奇静脉**注入半奇静脉或奇静脉,收集左上部肋间后静脉。

6. 追踪胸导管

将食管推向右侧,在**奇静脉**与**胸主动脉**之间找到胸导管。向上追踪至颈部注入左静脉角处,向下清理至膈。注意观察胸导管的行程变化和毗邻结构。胸导管走行于食管后方、在第 5 胸椎高度斜行向左上,进入**食管上三角**,在食管左侧与纵隔胸膜之间上升至颈根部。

7. 解剖胸交感干及其分支

(1) 解剖**胸交感干**:撕去脊柱两侧残余的肋胸膜,沿肋小头自上而下清理**胸交感干**,用尖镊清除周围的结缔组织,暴露膨大处的**椎旁节**、节间的细支为**节间支**。从椎旁节发出的**灰**、**白交通支**向外与肋间神经相连。

(2) 修洁**内脏大**、**小神经和内脏最小神经**:第 5、6~9、10 胸交感神经节各发出一分支,斜向前下汇合成内脏大神经;第 10、11 或 12 胸交感神经节发出分支合成**内脏小神经**;第 12 胸交感神经节发出内脏**最小神经**。内脏大、小神经和内脏最小神经向下穿膈脚进入腹腔。由于膈向上隆凸,肋膈隐窝的后部深而窄,因此,寻找内脏小神经和内脏最小神经较困难。

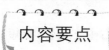

内容要点

一、上纵隔

(一) 上纵隔层次

上纵隔是解剖寻认结构的关键,层次为:胸腺→左头臂静脉、上腔静脉→主动脉弓及其三大分支、膈神经、迷走神经→气管胸部和气管杈→食管胸部、胸导管。

（二）头臂静脉和上腔静脉

1. 头臂静脉

头臂静脉由颈内静脉、锁骨下静脉构成。

属支：颈内静脉、锁骨下静脉、胸腺静脉、甲状腺最下静脉等。

2. 上腔静脉

上腔静脉由左、右头臂静脉汇合构成。

属支：左、右头臂静脉，奇静脉。

3. 静脉角

颈内静脉与锁骨下静脉汇合处的夹角，左侧有胸导管汇入，右侧有右淋巴导管汇入。

（三）主动脉弓

1. 起点

右第二胸肋关节后方续自升主动脉。

2. 止点

$T_4 \sim T_5$ 椎间盘左侧。

3. 分支

自右向左依次为：头臂干→左颈总动脉→左锁骨下动脉。

4. 毗邻

左前方：左纵隔胸膜和肺、左膈神经和心包膈血管、左迷走神经；右后方：气管、食管、左喉返神经、胸导管；下方：心丛、动脉韧带、左喉返神经、左肺根；上方：三大分支。

5. 动脉导管三角

境界：前——左膈神经；后——左迷走神经；下——左肺动脉。

内容物：左喉返神经、动脉韧带。

动脉韧带为胎儿动脉导管闭锁后的遗迹。如果动脉导管在出生后一年仍未闭锁，则成为先天性心脏病。

（四）气管胸部和主支气管

1. 气管

要点：气管的毗邻、气管杈与气管隆嵴（支气管镜检的定位标志）的形态特征。

2. 左、右主支气管的特点

主支气管分为左、右主支气管。左主支气管：细、长、斜、异物不易入；右主支气管：粗短、直、异物易入。

（五）膈神经

1. 起始

颈丛。

2. 支配

感觉纤维→纵隔胸膜、膈胸膜中央部、心包（左膈神经）、肝的膈面和胆囊的腹膜（右膈神经);运动纤维→膈肌。

二、后纵隔

(一)食管

1. 位置
第 6 颈椎到第 11 胸椎之间脊柱的前方。

2. 分部
颈部——在第 6 颈椎处接喉咽;胸部;腹部——在第 11 胸椎处连胃的贲门。

3. 生理狭窄
食管有 3 个生理性狭窄,具体如表 10.1 所示。

表 10.1　食管的 3 个生理性狭窄

狭窄	位置	距中切牙
第一处狭窄	与喉咽移行处	15 cm
第二处狭窄	与左主支气管交叉处	25 cm
第三处狭窄	穿膈主动脉裂孔处	40 cm

4. 食管胸部的毗邻结构
食管胸部的毗邻结构如表 10.2 所示。

表 10.2　食管胸部的毗邻结构

	毗邻结构
前	气管、左主支气管、心包、左心房
后	胸导管、奇静脉、胸主动脉、右肋间动脉
左侧上	主动脉弓、胸主动脉
右侧上	右纵隔胸膜、肺、奇静脉弓

5. 食管后间隙
位于食管与脊柱之间,向上通咽后间隙,内有胸主动脉、胸导管、奇静脉、半奇静脉、右肋间动脉等。

(二)迷走神经

1. 起点
脑干的延髓。

2. 走行
颅底的颈静脉孔→颈动脉鞘→锁骨下动、静脉之间→胸腔→(右侧)右头臂静脉和上腔静脉右侧→右肺根后方→食管后丛→迷走神经后干→膈食管裂孔→腹腔;(左侧)主动脉弓左侧→左肺根后方→食管前丛→迷走神经前干→膈食管裂孔→腹腔。

（三）胸主动脉

1. 起点

T_4椎体下缘左侧接续主动脉弓。

2. 止点

T_{12}椎平面穿膈主动脉裂孔移行为腹主动脉。

3. 走行

食管左侧→食管后方→膈主动脉裂孔。

4. 分支

脏支——食管动脉、支气管动脉；壁支——8对肋间后动脉、1对肋下动脉。

（四）奇静脉及其属支

1. 属支

半奇静脉、副半奇静脉、肋间后静脉、食管静脉等。

2. 构成

右腰升静脉→奇静脉；左腰升静脉→半奇静脉；左上6条肋间后静脉→副半奇静脉。

3. 作用

收纳胸壁的静脉血，沟通上、下腔静脉联系。

（五）胸导管

1. 起始

由左、右腰干和肠干汇合形成的乳糜池延续而成。

2. 走行

膈主动脉裂孔胸腔左颈根部（有左颈干、左锁骨下干、左支气管纵隔干汇入）。

3. 收纳

通过6条淋巴干收集下半身和上半身左侧半的淋巴（即全身3/4的淋巴）。

4. 注入

左颈静脉角。

5. 乳糜池

为胸导管的囊状膨大的起端，有左、右腰干和肠干汇入，因肠干引流乳糜而得名。

（六）胸交感干

1. 组成

由胸交感神经椎旁节（1～10或12个）、节间支构成。

2. 位置

脊柱两侧。

3. 分支

胸1～5交椎旁节→胸内脏神经→心丛、肺丛、食管丛等；胸6～9椎旁节→内脏大神经→腹腔丛；胸10～12交感神经椎旁节→内脏小神经→主动脉肾丛。

三、中纵隔及心脏的解剖

（一）出入心底的大血管

（1）升主动脉：起于主动脉口，在右侧第 2 胸肋关节移行为主动脉弓。起始部彭大又叫主动脉窦，发出供应心脏的左右冠状动脉。

（2）肺动脉干：起于右心室的肺动脉口，在升主动脉前方向左后方斜升至主动脉弓的下方分为左右肺动脉。

（3）肺静脉：共 4 条，分别为左、右肺上、下静脉，穿纤维心包注入左心房。

（4）上、下腔静脉：上腔静脉由左右头臂静脉汇合而成，垂直向下走行，在第 3 胸肋关节下缘注入右心房；下腔静脉在第 4、5 腰椎之间由左右髂总静脉汇合而成，沿腹主动脉右侧上行，穿过膈肌注入右心房。

（二）心包

1．分层
分为内、外两层：外层为纤维心包（厚、韧），内层为浆膜心包（分为壁层和脏层）。

2．心包腔
由浆膜心包的壁层和脏层围成，正常时有少量浆液。

3．心包窦
即心包腔比较宽大的间隙。主要有心包横窦和心包斜窦。

4．心包横窦
前界：升主动脉和肺动脉干；后界：左心房和上腔静脉。

5．心包斜窦
左界：左肺上、下静脉；右界：右肺上、下静脉和下腔静脉。

（三）心

1．心的位置和毗邻
（1）位置
中纵隔，1/3 居正中矢状面右侧，2/3 在正中矢状面左侧。

（2）毗邻
前方：心包、胸骨体下部、第 5、6 肋软骨；后方：心包、食管；侧面：心包、心包膈血管和膈神经、纵隔胸膜、肺；下方：膈。

2．心的外部形态结构
可概括为：一尖（心尖）、一底（心底）、两面（胸肋面和膈面）、三缘（左缘、右缘和下缘）、四沟（冠状沟、前室间沟、后室间沟和后房间沟）。

（四）心腔内结构

1．右心房
可概括为：四口（上、下静脉口、冠状窦口和右房室口）、一窝（卵圆窝）、一三角（Koch 三角）。

卵圆窝：为胎儿时期卵圆孔闭合后的遗迹（一岁左右），是房间隔缺损好发部。

2．右心室

可概括为：一嵴（室上嵴）、一索（腱索）、两口（右房室口和肺动脉口）和瓣膜（三尖瓣）。

流出道（动脉圆锥）：光滑、锥状、弹性差。

流入道：有肉柱、乳头肌；隔缘肉柱。

三尖瓣复合体包括：三尖瓣、三尖瓣环、腱索、乳头肌。

肺动脉瓣：位于右心室和肺动脉之间。

3．左心房

可概括为：五口（左、右肺上、下静脉口和左房室口）。

4．左心室

可概括为：两口（左房室口和主动脉口）和瓣膜（二尖瓣）。

流出道（主动脉前庭）：光滑、弹性差。

二尖瓣复合体包括：二尖瓣、三尖瓣环、腱索、乳头肌。

主动脉口及主动脉瓣；主动脉窦：两前一后，前窦有冠状动脉开口。

（四）心间隔

1．房间隔

分隔左右心房，由两层心内膜、结缔组织和少量心肌构成，卵圆窝处为先天性房缺好发部。

2．室间隔

膜部：位于室间隔上 1/4，分隔左心室与右心室和右心房，构造同房间隔，先天性室缺的好发部；**肌性部**：位于室间隔的下 3/4，分隔左右心室，两层心内膜＋强厚的心肌。

（五）心的传导系统

1．概况

特殊分化的心肌，能产生自律性冲动并传导冲动（普通心肌：传导心冲动和产生舒缩运动）。

2．组成

窦房结；房室结；房室束；左、右束支；浦肯野纤维网。

（六）心的血管

1．心的动脉

（1）右冠状动脉

起始：主动脉右窦。

主要分支：窦房结动脉、后室间支等。

位置：主干走行于冠状沟右侧；后室间支走行于后室间沟。

分布范围：右心房、右心室大部、左室后壁一部分、室间隔后 1/3、窦房结等。

（2）左冠状动脉

起始：主动脉左窦。

主要分支：旋支、前室间支。

位置:主干和旋支走行于冠状沟左侧;前室间支走行于前室间沟。

分布范围:左室大部、右室前壁一部、室间隔前 2/3。

2. 心的静脉回流

大部分静脉血→心大、中、小静脉→冠状窦→右心房。

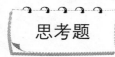

思考题

1. 复习总结

回顾上纵隔和后纵隔主要器官结构的知识。

2. 简述题

(1) 心包填塞症患者颈静脉怒张、肝肿大、呼吸困难、脉搏快而弱等表现的形态学机制。

(2) 自发性气胸的空气进入路径;先天性动脉导管手术后声音嘶哑的形态学原因;右肺下叶肺癌手术后乳糜瘘的形态学原因。

3. 案例分析

案例 1　患者男性,50 岁。主诉:近 2 个月进食时感觉有梗噎感,继而有胸骨后疼痛等表现,近半个月喝稀饭亦有类似感觉,不进食也有食道异物感,同时出现声音嘶哑、气急等。检查所见:患者消瘦,无神,钡餐造影显示钡剂停留在左主支气管附近,仅能通过该部位下方一约 3 cm 的狭窄通道缓慢下流。左主支气管附近的纵隔密度增加。

分析:

(1) 这里什么病症?

(2) 诊断的依据和解剖知识解释是什么?

(3) 如果患者的疾病得不到及时医治而向周围蔓延,有可能还会出现什么并发症?

案例 2　患者女性,9 岁。家长主诉:患儿出生后不好带,经常啼哭。长大后发育与同龄人相比迟缓,经常生病。由于活动后常会造成面部发紫,嘴唇发乌,被人称为"紫娃"。检查所见:患儿瘦小,个矮,发育不佳。第 2,3 肋间胸骨左缘附近可听到明显心脏杂音,用手轻触有震颤感,嘱其活动后更为明显,并有嘴唇发绀、下蹲等表现。X 线检查提示两肺充血及右心房、右心室扩大。彩色多谱勒超声心动图显示心房水平有自左向右的分流。

分析:

(1) 这里什么病症?

(2) 诊断的依据和解剖知识解释是什么?

(3) 患儿的全身症状是如何产生的?

实验十一　腹前外侧壁的解剖

一、了解部分

(1) 腹部的境界与分区(四分法、九分法)。
(2) 浅血管的分布及淋巴的引流。
(3) 腹前外侧壁肌的起止。
(4) 睾丸的下降与腹股沟疝的关系。

二、理解部分

(1) 浅筋膜的特点；皮神经的节段性分布。
(2) 腹前外侧壁肌的纤维方向和作用；肌及其腱膜形成的结构。
(3) 腹直肌鞘的形成。
(4) 腹股沟管毗邻神经的支配；腹股沟斜疝、直疝的应用解剖。

三、掌握部分

(1) 腹前外侧壁的层次结构与腹部常用切口的关系。
(2) 腹白线、腹股沟韧带的位置和特点。
(3) 腹直肌鞘的层次、特点和内容。
(4) 腹股沟管的位置，四壁的构成，两环的形成及位置，管的内容及毗邻神经。
(5) 腹股沟三角的境界和特点。
(6) 能够熟练应用下列专业英语词汇：obliquus externus abdominis(腹外斜肌)；superficial inguinal ring(腹股沟浅环)；conjoined tendon(联合腱)；obliquus internus abdominis(腹内斜肌)；transversus abdominis(腹横肌)；transverse fascia(腹横筋膜)；parietal peritoneum(壁层腹膜)；arcuate line(弓状线)；rectus abdominis(腹直肌)；superior/inferior epigastric artery(腹壁上、下动脉)；lacunar ligament(陷窝韧带)；pectineal ligament(耻骨疏韧带)；external/internal spermatic fascia(精索外、内筋膜)；iliohypogastric nerve(髂腹下神经)；ilioinguinal nerve(髂腹股沟神经)；sheath of rectus abdominis(腹直肌鞘)；linea alba(腹白线)；inguinal ligament(腹股沟韧带)；inguinal falx

（腹股沟镰）；inguinal triangle（腹股沟三角）；inguinal canal（腹股沟管）；spermatic cord（精索）。

四、重点与难点

（一）重点

（1）腹前外侧壁层次结构。
（2）腹白线、腹股沟韧带、腹直肌鞘、腹股沟管、精索。
（3）腹股沟三角。

（二）难点

腹股沟管的形成，精索被膜的形成，斜疝的发生。

操作方法

一、皮肤切口

尸体仰卧，用木枕横向垫于腰下以伸展腹前壁。作如下切口：

（1）正中切口：自剑突循前正中线向下环绕脐切至耻骨联合上缘。

（2）肋弓切口：自剑突向两侧沿肋弓向外下切至腋后线。

（3）腹股沟切口：自髂前上棘沿腹股沟向内侧切至耻骨联合上缘，并继续沿髂嵴切至腋后线的延长线处。

（4）翻皮：自前正中线向外侧翻皮，直至腋后线的延长线处，显露浅筋膜。

二、解剖浅筋膜

1. 寻找并观察腹前外侧壁的浅血管

在下腹部浅筋膜的浅、深两层之间找出腹壁的浅血管。于髂前上棘与耻骨结节连线中点下方 1.5 cm 附近，寻找由股动脉发出的**旋髂浅动脉**和**腹壁浅动脉**。前者沿腹股沟韧带斜向外上分布于髂前上棘附近，后者垂直上行至脐平面。在上述浅动脉外侧 1～2 cm 范围内的浅筋膜浅层（Camper 筋膜）中找出同名**浅静脉**。在脐周看到的静脉为**脐周静脉网**，它向上汇合成**胸腹壁静脉**，向下与**腹壁浅静脉**连接，注入**大隐静脉**。

2. 辨认 Camper 筋膜和 Scarpa 筋膜

自髂前上棘至正中线作一水平切口，切开浅筋膜，注意不要过深，以免损伤腹外斜肌腱膜。用刀柄进行钝性剥离，可看到浅层为富含脂肪的 **Camper 筋膜**；深层富含弹性纤维的膜性组织为 **Scarpa 筋膜**。自水平切口向下将手指伸入 Scarpa 筋膜与腹外斜肌腱膜之间，探查 Scarpa 筋膜的附着点。手指向内侧轻轻推进至白线附近，探明其内侧附着处。对于男性尸体，手指向下可推进至阴囊肉膜深面，说明于此处浅筋膜深层与阴囊肉膜及会阴浅筋膜相延续。手指于腹股沟韧带下方约 1.5 cm 处受阻,不能伸入股部,说明 Scarpa 筋膜附着于**大腿阔筋膜**。

3．寻找肋间神经和肋间后血管的前皮支和外侧皮支

(1) **前皮支**：自剑突向两侧沿肋弓切开浅筋膜直至腋后线,注意切口不要太深,以免伤及深层结构;再沿腹前正中线切开浅筋膜,并从前正中线小心将浅筋膜全层向外侧翻转,在前正中线两侧腹直肌鞘前面的浅筋膜内可见有细小的神经伴随小血管自腹直肌鞘前层浅出,即为**肋间神经和肋间后血管的前皮支**。在清理腹外斜肌腱膜表面的浅筋膜时,可见自**腹股沟管浅环**上方穿腹外斜肌腱膜而至皮下的**髂腹下神经的皮支**,分布于耻骨联合上方的皮肤。**髂腹股沟神经的皮支**经腹股沟管浅环穿出至皮下,分布于阴囊及股前面上内侧部的皮肤(此时不追寻)。

(2) **外侧皮支**：继续向外侧翻转浅筋膜,至腋中线延长线附近时,寻找下 5 对肋间神经、肋下神经和第 1 腰神经前支的外侧皮支以及肋间后血管的外侧皮支。下 5 对肋间神经和肋下神经的外侧皮支,沿腹外斜肌起始部的锯齿缘,约相当于腋中线延长线附近穿出腹外斜肌至浅筋膜,它们自上而下呈节段性排列,分为前、后支,分布于腹壁侧面的皮肤,找出 2～3 支即可。

以上结构观察完毕后,切除全部浅筋膜,显露腹壁肌层(尽可能保留神经和血管的分支)。

三、解剖腹股沟区

1．观察腹外斜肌腱膜和腹股沟管前壁

修洁腹外斜肌腱膜表面的筋膜,观察腱膜的纤维走向。腱膜的下缘卷曲增厚,连于髂前上棘与耻骨结节之间,为**腹股沟韧带**。在耻骨结节外上方清理出腹外斜肌腱膜裂隙,即**腹股沟管浅环**,腹外斜肌腱膜在此延续为**精索外筋膜**。用刀柄钝性分离**精索**(男性)或**子宫圆韧带**(女性)的内侧和外侧,显露**浅环的内、外侧脚**,内侧脚附着于耻骨联合,外侧脚附着于耻骨结节。浅环的外上方尖部有**脚间纤维**相互交织,连接内、外侧脚。提起精索,在后方观察外侧脚的纤维经过精索的深面向内上方汇入腹直肌鞘前层形成**反转韧带**。

2．解剖腹股沟管前壁

由髂前上棘至腹直肌外侧缘作一水平切口,再沿腹直肌鞘外侧缘向下至腹股沟管浅环内侧脚的内侧切开**腹外斜肌腱膜**,注意不要破坏浅环,然后将三角形的腱膜片翻向外下方,打开**腹股沟管前壁**,显露管内的**精索**(男性)或**子宫圆韧带**(女性)。观察**腹内斜肌**的下部,该部通常起于腹股沟韧带外侧 1/2 或 2/3,如果腹内斜肌下部起于腹股沟韧带外侧 2/3,则在精索外上部的前面有腹内斜肌覆盖。腹股沟管位于腹股沟韧带内侧半的上方,从外上斜向内下,长约 4.5 cm。

3．观察腹股沟管上壁

于精索稍上方找到**髂腹下神经**,沿精索前外侧寻找**髂腹股沟神经**。腹内斜肌和腹横肌下缘呈弓形跨过精索,构成**腹股沟管上壁**,此二肌的下缘分出一些小肌束附于精索而形成**提睾肌**。

4．观察腹股沟管下壁和后壁

游离并提起精索,可见构成腹股沟管下壁的**腹股沟韧带**和后壁的**腹横筋膜**,后壁的内侧份有腹内斜肌腱膜和腹横肌腱膜会合形成的**腹股沟镰**（**联合腱**），绕至精索（男性）或子宫圆韧带（女性）的后方，止于耻骨梳内侧份，成为加强腹股沟管后壁的一部分。

5. 探查腹股沟管深环

提起精索并沿精索向外上方牵拉腹内斜肌下缘，在腹股沟韧带中点上方一横指处，可以观察到腹横筋膜延为**精索内筋膜**，腹横筋膜围绕精索形成的环口即是**腹股沟管深环**。

6. 确认腹股沟三角

查看腹壁下动脉，其与腹直肌外侧缘和腹股沟韧带内侧半围成的三角形区域即**腹股沟三角**，此三角区的浅层结构为腹外斜肌腱膜，深层结构为腹股沟镰和腹横筋膜。

四、解剖三层扁肌和肌间血管、神经

1. 解剖腹外斜肌

修洁此肌，观察呈锯齿状的腹外斜肌起始部，与**前锯肌**和**背阔肌**的肌齿交错，肌纤维斜向前下，其中上、中份纤维向内侧移行于腱膜，而下或后份纤维向下止于髂嵴前部。腹外斜肌腱膜向内至腹直肌的前面，并参与构成腹直肌鞘的前层，至腹前正中线终于白线。自腹直肌的外侧缘与肋弓的交点沿肋弓向外侧切开腹外斜肌至腋后线，再沿腋后线下行至髂嵴，顺髂嵴切至髂前上棘，将腹外斜肌翻向内侧，显露**腹内斜肌**。

2. 解剖腹内斜肌

沿腹内斜肌纤维的走向修洁该肌，观察腹内斜肌的肌纤维自外下向内上方斜行，至腹直肌外侧缘附近移行为腱膜，参与构成腹直肌鞘。在距腹外斜肌切口边缘的内侧 1～2 cm 处切断腹内斜肌，边切边将肌束翻向内侧，直至腹直肌外缘处。在翻转过程中，注意其深面与**腹横肌**之间有肌纤维或肌束相互交错，不易分开，应仔细分离。在髂前上棘水平以下，由于腹内斜肌与腹横肌的纤维方向趋向完全一致，且无神经血管走行于其间，故不必强行分离；注意勿损伤腹内斜肌深面的下 **5 对肋间神经**、**肋下神经**及**肋间后血管**，让它们贴在腹横肌表面，观察这些神经、血管的走向和呈节段性分布的情况。

3. 解剖腹横肌

沿腹横肌纤维的走向修洁该肌，同时修洁走行于其表面的**下 5 对肋间神经**、**肋下神经**及**与其伴行**的**肋间后血管**至腹直肌外侧缘附近，可见腹横肌的肌纤维自后向前横行，至腹直肌外侧缘附近移行为**腱膜**，参与构成**腹直肌鞘**的后层。

五、解剖腹直肌及腹直肌鞘

1. 观察白线

白线在脐以上与脐以下部分的宽度不一，上宽下窄。辨明白线两侧腹直肌鞘的范围，其外侧缘略呈弧形，称为**半月线**。

2. 解剖腹直肌鞘

前层修洁腹直肌鞘前层表面的浅筋膜，沿一侧腹直肌鞘前层的中线自上而下作纵切口，自此切口的上、下两端分别再横行切开此鞘前层，向两侧分离，显露腹直肌。自剑突至脐之间腹直肌有 3～4 条**腱划**紧密地与鞘的前层相愈着，故翻转鞘的前层时遇到腱划，必须用刀尖锐性分离，方能将鞘的前层与腹直肌完全分离。

3．解剖腹直肌

翻开腹直肌鞘前层后，观察该肌的起止情况和肌纤维的走向，用刀柄或手指游离腹直肌内、外侧缘。提起肌的内侧缘，将肌拉向外侧，确认腹直肌的**腱划**和鞘的后层并无愈着。

4．解剖腹壁上、下血管

平脐水平横断腹直肌并翻向上、下方，在腹直肌的后面找出自上而下走行的**腹壁上动脉**及其伴行**静脉**，它们是**胸廓内血管**的延续；在脐以下，**弓状线**附近，找出**腹壁下血管**进入腹直肌鞘处，并观察其与腹壁上血管在腹直肌鞘内的吻合情况。

5．观察腹直肌鞘后层的结构

将横断的腹直肌翻向上、下方，暴露腹直肌鞘后层，可见其外侧缘与腹直肌鞘前层结合形成的**半月线**。于半月线内侧 1 cm 附近找出穿过腹直肌鞘后层进入腹直肌外后缘的**下 5 对肋间神经**、**肋下神经**及**肋间后血管**，确定它们的位置与分布范围。在脐以下 4～5 cm 处，腹直肌鞘后层呈现弓状游离下缘，即**弓状线（半环线）**，此线以下，腹直肌后面直接与腹横筋膜相贴。

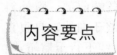

内容要点

一、浅层结构

1．3 条浅动脉

腹壁线动脉、气管杈与气管隆嵴（支气管镜检的定位标志）的形态特征。

2．胸腹壁浅静脉

门静脉高压时可出现浅静脉曲张。

3．浅筋膜浅层

又名 Camper 筋膜。

4．浅筋膜深层

Scarpa 筋膜：脐平面以下，与会阴浅筋膜（Colles 筋膜）相延续，在男性还将与阴茎筋膜和阴囊肉膜延续。

二、腹前外侧壁的肌

1．腹前壁肌

腹直肌、锥状肌。

2．腹外侧壁肌

腹外斜肌，腹内斜肌，腹横肌。

3．腹前外侧壁肌和腱膜形成的结构

（1）**腹外斜肌腱膜**：腹直肌鞘前层、腹白线、腹股沟韧带、反转韧带、腔隙韧带、耻骨梳韧带、腹股沟管浅环（皮下环、外口）、精索外筋膜。

（2）**腹内斜肌及腱膜和腹横肌及腱膜**：腹直肌鞘、腹白线、腹股沟镰、提睾肌及筋膜。

三、腹前外侧壁的层次

1. 经腹白线的层次

皮肤→浅筋膜→深筋膜 →腹白线和腹横筋膜→腹膜外筋膜→腹膜壁层。

2. 经腹直肌鞘的层次

皮肤→浅筋膜(Camper 筋膜→ Scarpa 筋膜)→深筋膜→腹直肌鞘前层→腹直肌→腹直肌鞘后层→腹横筋膜→腹膜外筋膜→腹膜(注意:弓状线以下缺乏腹直肌鞘后层)。

3. 经腹外侧壁的层次

皮肤→浅筋膜(Camper 筋膜→ Scarpa 筋膜)→深筋膜→腹外斜肌→腹内斜肌→腹横肌→腹横筋膜→腹膜外筋膜→腹膜壁层。

四、腹前外侧壁的血管神经

8 对神经(5 对肋间神经,1 对肋下神经,1 对髂腹下神经,1 对髂腹股沟神经);9 对动脉(5 对肋间后动脉,1 对肋下动脉,1 对腹壁上动脉,1 对腹壁下动脉,1 对旋髂深动脉);4 对静脉、1 个网(腹壁浅静脉,旋髂浅静脉,腹壁上静脉,腹壁下静脉,脐周静脉网)。

五、重要局部结构

1. 腹直肌鞘

(1) 构成:如表 11.1 所示。

表 11.1　腹直肌鞘的构成

	鞘前层	鞘后层
弓状线以上	腹外斜肌腱膜	腹内斜肌腱膜后层
	腹内斜肌腱膜前层	腹横肌腱膜
弓状线以下	三层扁肌腱膜	无

(2) 内容物:6 条横行血管和神经(第 7～11 肋间血管和神经,肋下血管和神经);2 条纵行血管(腹壁上、下血管);2 块肌(腹直肌、锥状肌)。

(3) 特点:前层借腱划与腹直肌连接紧密;后层与腹直肌连接疏松,在脐下 4～5 cm 处转向前加入前层,形成弓状线,弓状线以下无后层。

2. 腹股沟管

(1) 定义:腹股沟韧带内侧半上方的肌裂隙。

(2) 构造:两口(外口或浅环、皮下环;内口或深环、腹环);四壁(上、下、前、后)。

(3) 内口体表定位:腹股沟韧带中点上方约 2 cm 处。

(4) 内容物:男性:精索;女性:子宫圆韧带。

3. 腹股沟三角

(1) 境界:腹直肌外侧缘;腹壁下动脉;腹股沟韧带内侧部。

（2）特点：缺乏肌肉保护。

4．精索

柔软的索状结构。

（1）被膜：精索外筋膜→提睾肌和提睾肌筋膜→精索内筋膜。

（2）内容物：输精管、鞘韧带、睾丸血管等。

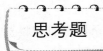

思考题

1．问答题

（1）为什么说腹股沟区是薄弱区？

（2）腹正中切口、旁正中切口、腹直肌切口、阑尾切口、上腹部十字切口各要经过哪些层次结构？

2．案例分析

患者男性，18岁。主诉：近一年多来左下腹常会"鼓包"，尤其是咳嗽时和用力时明显，睡觉后包块会自动消失。近一个多月包块鼓起的次数增加，位置逐渐向阴部方向下移，前来就诊。检查所见：肉眼可见左下腹靠近外阴部处有一约3 cm大小的包块，质软，病人平卧后用手将包块轻轻上推后消失。在腹股沟中点上方约2 cm处用拇指按压，嘱患者直立鼓肚子，未见包块，但松开拇指后包块复现。余无异常。

分析：

（1）这是什么病症？

（2）诊断的依据是什么？

（3）该疾病要与什么疾病相鉴别，如何鉴别？

实验十二　腹膜、结肠上区的解剖

一、了解部分

（1）腹膜的功能；腹膜的神经支配。

（2）腹膜皱襞和隐窝的位置。

（3）腹膜腔的分区和间隙。

（4）食管腹部。

（5）胃的结构；胃的淋巴引流。

（6）胆囊的淋巴引流和神经支配。

（7）十二指肠的血供、淋巴引流和神经支配。

（8）肝裂与肝的分段；肝的淋巴引流和神经支配。

（9）胰的血供、淋巴引流和神经支配。

（10）脾淋巴引流和神经支配。

二、理解部分

（1）腹膜与腹、盆腔脏器的关系（内位、间位、外位）。

（2）网膜囊、腹膜腔隐窝、陷凹、间隙交通的应用解剖。

（3）胃床的概念；胃的神经支配与临床应用解剖。

（4）腹腔干及其分支（1、2、3级）的分布概况。

（5）胆汁贮存及排出的机理。

（6）Glisson 系统和肝静脉系统的划分。

（7）胰头毗邻的临床应用解剖。

三、掌握部分

（1）腹膜、腹膜腔的概念；腹膜的分部。

（2）肝、脾韧带的形成、位置。

（3）大、小网膜的形成、位置、分部；网膜囊的位置、境界；网膜孔的境界。

（4）系膜的分类、位置。

（5）腹膜陷凹的名称和位置。

（6）胃的形态分部、位置、毗邻、韧带和动脉血供。

（7）肝外胆道的分部、位置；胆汁贮存及排出的路径。

（8）十二指肠的分部；下部的毗邻；上部与降部的结构特点；十二指肠与空肠的分界标志。

（9）肝的外形分叶、脏面结构、韧带；肝的位置、体表投影。

（10）胰的分部、位置和毗邻。

（11）脾的位置，韧带及韧带内结构。

（12）腹腔干及其分支（1、2、3级）的行程。

（13）能够熟练应用下列专业英语词汇：visceral peritoneum（脏层腹膜）；falciform ligament（镰状韧带）；ligamentum teres hepatis（肝圆韧带）；coronary ligament（冠状韧带）；right/left triangular ligament（右、左三角韧带）；hepatogastric ligament（肝胃韧带）；hepatoduodenal ligament（肝十二指肠韧带）；gastrocolic ligament（胃结肠韧带）；gastrosplenic ligament（胃脾韧带）；splenorenal ligament（脾肾韧带）；splenophrenic ligament（脾膈韧带）；splenocolic ligament（脾结肠韧带）；transverse mesocolon（横结肠系膜）；mesentery（肠系膜）；mesoappendix（阑尾系膜）；sigmoid mesocolon（乙状结肠系膜）；median/medial/lateral umbilical fold（脐正中、内侧、外侧皱襞）；peritoneum and peritoneal cavity（腹膜及腹膜腔）；greater omentum（大网膜）；lesser omentum（小网膜）；omental bursa（网膜囊）；omental foramen（网膜孔）；hepatorenal recess（肝肾隐窝）；cardiac orifice（贲门）；pylorus（幽门）；lesser/greater curvature（胃大弯、胃小弯）；right/left gastric artery（胃右、左动脉）；right/left gastroepiploic artery（胃网膜右、左动脉）；short gastric artery（胃短动脉）；coliac trunk（腹腔干）；common/proper hepatic artery（肝总动脉、肝固有动脉）；cystohepatic triangle or Calot's triangle（肝胆三角或 Calot 三角）；duodenal bulb（十二指肠球部）；suspensory ligament of duodenum or ligament of Treitz（十二指肠悬韧带或 Treitz's 韧带）；porta hepatis（肝门）；bare area of liver（肝裸区）；Glisson's capsule（肝包膜、肝纤维囊或 Glisson's 囊）。

四、重点与难点

（一）重点

（1）腹膜、腹膜腔和腹膜分部。

（2）大、小网膜；网膜囊、网膜孔。

（3）系膜；肝、脾的韧带；陷凹。

（4）胃的形态、位置、毗邻、韧带和动脉血供。

（5）胆汁贮存及排出的路径。

（6）肝的外形分叶、脏面结构、韧带；肝的位置、体表投影。

（7）胰的分部、位置和毗邻。

（8）脾的位置和韧带。

（9）腹腔干及其分支（1、2、3级）的行程。

（二）难点

（1）腹膜的转折。

（2）大网膜的形成；网膜囊的边界和交通。

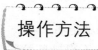
操作方法

一、腹膜与腹膜腔

（一）切口

尸体仰卧，作如下腹壁切口：

（1）纵切口：两侧沿胸前壁解剖切口（腋前线切口）向下延长至髂结节。

（2）横切口：沿髂嵴向中线方向切至髂前上棘内侧约 1 cm 处。

（3）下腹斜切口：从髂前上棘内侧约 1 cm 处至耻骨结节外侧出，平行于腹股沟韧带内侧约 2 横指由外向内的斜切口，保留腹股沟管。

（二）下翻胸腹前壁

1. 掀翻胸腹上壁

切开皮肤及皮下组织，用骨剪剪短两侧肋骨；牵胸前壁软组织盖向下拉的同时，用手插入其间钝性分离胸壁与膈肌在胸廓下口的起点，用手继续在腹前壁与**壁层腹膜**之间的**腹横筋膜**间隙内钝性分离，将**镰状韧带**及**肝圆韧带**保留在壁层腹膜上；向两侧分离至脐肋部的纵切口，用剪刀顺着切口间断腹壁软组织，注意不要剪破壁层腹膜，尽量保留壁层腹膜的完整性以便观察和理解腹膜结构。

2. 离断肝圆韧带

在肚脐上缘处离断肝圆韧带。

3. 掀翻腹下壁

用手继续钝性分离下腹壁，绕肚脐环形切断腹壁软组织，使肚脐保留在腹膜上；沿下腹斜切口将完全分离下腹壁软组织用剪刀剪断（注意保留腹股沟管的形态结构的完整性，以便后期复习考察）。此时即可将胸腹前臂软组织完整地翻向下，完整全面地暴露了腹前壁的壁层腹膜。

4. 十字切开壁层腹膜

平肚脐下缘用镊子夹起壁层腹膜，剪一小口，用剪刀水平向外延伸至耻骨结节处的纵切口。再沿正中线分别向上下剪开壁层腹膜，打开腹膜腔。

（三）观察腹膜与腹膜腔的境界

1. 观察腹膜与腹膜腔

在正常情况下，**脏层腹膜**与**壁层腹膜**、脏层腹膜与脏层腹膜之间都是相互贴合，紧密相邻的，脏器之间以及腹壁与脏器之间的**腹膜腔**，实际上是一个潜在性间隙。打开腹膜腔，首先看到的是**肝左叶**、**胃前壁**及盖于肠表面的**大网膜**。将肋弓提起,伸手于肝与膈之间,向上可达**膈穹隆**,为腹腔及腹膜腔的上界。把大网膜及小肠轻轻翻向上方,寻见小骨盆上口,此即腹腔的下界,但腹膜腔经小骨盆上口入盆腔。将腹腔、腹膜腔的境界与腹壁的境界作一比较。观察完毕后,将各脏器整复原位。

2．注意事项

(1)**观察腹膜腔**:在探查腹膜腔之前,应先依腹部的分区,对应腹腔脏器的配布。

(2)**探查腹膜及腹膜腔**:切勿使用刀镊,以免损伤脏器。动作须轻柔,不得撕破腹膜。观察完毕后将内脏恢复原位。

(四)观察网膜

1．观察小网膜

将肝尽可能推向上方,将胃向下拉,观察连于肝门与胃小弯、十二指肠上部之间的双层腹膜结构,即**小网膜**。其连于肝门与胃小弯之间的部分为**肝胃韧带**,连于肝门右侧端与十二指肠上部之间的部分为**肝十二指肠韧带**。

2．观察大网膜

大网膜大部由四层腹膜折叠而成。将大网膜下缘提起,并翻向上方,可见大网膜的后两层连于横结肠。大网膜的前两层和后两层常粘连愈合。查看连于**胃大弯**与**横结肠**之间的大网膜前两层是否形成**胃结肠韧带**。

(五)观察或探查韧带

1．肝的韧带

上提右侧肋弓,将肝推向下方,从左侧观察矢状位的**镰状韧带**。用拇指和食指搓捻其游离下缘,探知其内的**肝圆韧带**。将左手插入肝右叶与膈之间,向肝的后上方探查,指尖触及者为**冠状韧带**上层。将右手插入肝左叶与膈之间,向后探查,指尖触及者为**左三角韧带**。此时,将右手左移,可触及左三角韧带的游离缘。将左、右两手相互靠近,两手之间为镰状韧带。

2．胃与脾的韧带

肝胃韧带、**肝十二指肠韧带**与**胃结肠韧带**的观察见网膜部分。将胃底推向右侧,尽可能地暴露**胃脾韧带**。将右手由脾和膈之间向后伸入,手掌向脾,绕脾的后外侧,可伸达脾与左肾之间,指尖触及的结构为**脾肾韧带**。在脾前端与结肠左曲之间检查**脾结肠韧带**。

3．十二指肠空肠襞

将横结肠翻向上,在十二指肠空肠曲左缘、横结肠系膜根下方、脊柱左侧的腹膜皱襞,即**十二指肠空肠襞**。这是手术中辨认空肠起始处的标志性结构。

(六)观察系膜

1．小肠系膜

将大网膜、横结肠及其系膜翻向上方。把小肠推向一侧,将将肠系膜根舒展平整,观察肠系膜的形态,可见肠系膜整体呈扇形,是将空肠和回肠固定于腹后壁的双层腹膜结构;观察肠系膜根的附着,可见肠系膜根起自第2腰椎左侧,斜向右下跨过脊柱及其前方的结构,止于右骶髂关节的前方。

2. 阑尾系膜

将回肠末段推向左侧，在盲肠下端寻找阑尾，将阑尾游离端提起，观察阑尾系膜的形态、位置，可见阑尾系膜呈三角形，将阑尾系连于肠系膜下方。

3. 结肠系膜

将横结肠提起，观察横结肠系膜的形态，可见其为大网膜的后两层包绕横结肠后叠合而成的双层腹膜结构，横结肠始末两部系膜较短，较固定，中间部系膜较长，活动度大；观察其系膜根的附着，可见**横结肠系膜**根部连于腹后壁，起自结肠右曲向左跨过右肾中部、十二指肠降部、胰前面至左肾中部，止于结肠左曲。将乙状结肠提起，观察**乙状结肠系膜**的形态，可见其为将乙状结肠系连于腹后壁的双层腹膜结构；观察其系膜根的附着，可见其根部附着于左髂窝和骨盆左后壁。

（七）探查膈下间隙

1. 右肝上间隙

将左手伸入肝右叶与膈之间，探查右肝上间隙的范围及其交通。向左侧探查，手指为**镰状韧带**所阻隔，此为右肝上间隙的左界；将左手贴着镰状韧带向后方探查，直至手指尖为**冠状韧带**上层所阻隔，将手指尖轻轻贴着冠状韧带上层向右移动，探查右肝上间隙的后界；绕过肝右缘后，向下左手指可达**右结肠旁沟**，说明右肝上间隙向右侧与右结肠旁沟相交通。

2. 左肝上间隙

将右手伸入肝左叶与膈之间，探查左肝上间隙的范围。向右侧探查，手指为镰状韧带所阻隔，此为左肝上前间隙的右界；将右手贴着镰状韧带向后方探查，直至手指尖为**左三角韧带**前层所阻隔，将手指尖轻轻贴着左三角韧带前层向左移动，直至左三角韧带的左侧游离缘，此处为左三角韧带前、后两层的融合处，将示指绕过左三角韧带游离缘，即通入左肝上后间隙。

3. 左肝上后间隙

前方为**左三角韧带**后层，上为膈，下为肝左叶上面，二间隙在**左三角韧带**游离缘处相交通。

4. 右肝下间隙

探查其境界，左侧为**肝圆韧带**，上方为**肝右叶脏面**，下为**横结肠及其系膜**。将肝下缘与肋弓一并上提，将手伸入肝右叶后下方与右肾之间，此即为**肝肾隐窝**，此隐窝向上可达肝右叶后面与膈之间，向下通**右结肠旁沟**。肝肾隐窝在平卧时为腹膜腔最低点，在病理情况下，常有积液。

5. 左肝下间隙

探查左肝下前间隙的境界，上为肝左叶脏面，下为横结肠及其系膜，右为**肝圆韧带**，后为胃和**小网膜**。

6. 左肝下后间隙

即**网膜囊**，沿胃大弯下方一横指处剪开**胃结肠韧带**，注意勿损伤沿胃大弯走行的**胃网膜左、右血管**。将右手由切口伸入网膜囊内，向上可达**胃**和**小网膜**的后方。再将左手示指伸入肝十二指肠韧带后方，使左、右手会合，左手示指所在处即为**网膜孔**。探查网膜孔的周界，上为**肝尾状叶**，下为十二指肠上部，前为**肝十二指肠韧带**，后为**下腔静脉**前面的腹膜。网膜孔所对的网膜囊部分为网膜囊前庭。用示指和中指伸入肝尾状叶后面与膈之间，此即**网膜囊上隐窝**。将左手顺胰体走行伸向左直抵**脾门**，此即网膜囊脾隐窝，再将右手中指放入脾和左肾之间、示指放入脾胃之间,左手与右中指间为较厚的**脾肾韧带**,左手与右示指间为**胃脾韧带**。胃脾韧带、脾与脾肾韧带构成网膜囊的左界,右手中、示指间则为**脾蒂**。

(八)观察结肠下区

1．观察左、右肠系膜窦

向右侧翻动小肠袢和肠系膜根,观察左肠系膜窦的范围及交通,可见**左肠系膜窦**为位于**肠系膜根**、**横结肠**及其系膜的左 1/3 部、**降结肠**、**乙状结肠**及其系膜之间的斜方形间隙,开口向下经小骨盆上口通入盆腔。向左侧翻动小肠袢和肠系膜根,观察**右肠系膜窦**的范围,可见右肠系膜窦为位于**肠系膜根**、**升结肠**、**横结肠**及其系膜的右 2/3 部之间的三角形间隙,由于下方有回肠末端相阻隔,故向下不与盆腔相交通。

2．探查左、右结肠旁沟

将左手伸入升结肠与右侧腹壁之间的**右结肠旁沟**,沿此沟向上探查,绕过**结肠右曲**,可达肝右叶后下方与右肾之间的**肝肾隐窝**;将左手沿右结肠旁沟向下探查,绕过盲肠和阑尾,经右髂窝通盆腔。将右手伸入降结肠与左侧腹壁之间的**左结肠旁沟**,沿此沟向上探查,至结肠左曲附近可被膈结肠韧带所阻隔,故左结肠旁沟向上不与结肠上区相交通;将右手沿左结肠旁沟向下探查,可绕过乙状结肠及其系膜的外侧,向下通入盆腔。

(九)观察隐窝

将横结肠及其系膜翻向上方,将小肠及其系膜拉向右侧,可观察到十二指肠上襞深面开口向下的**十二指肠上隐窝**(国人出现率为 50%)以及十二指肠下襞深面开口向上并与十二指肠上隐窝开口相对的**十二指肠下隐窝**(国人出现率为 75%);将左手伸入盲肠后方,左手所在的位置为**盲肠后隐窝**,盲肠后位的阑尾常在其内;将右手伸入乙状结肠及其系膜的后方,右手所在的位置为**乙状结肠间隐窝**,将乙状结肠及其系膜翻向右侧,可观察到乙状结肠间隐窝所在的位置,隔腹后壁的腹膜可见有**左侧输尿管**经过。

(十)观察陷凹

在男尸探查位于膀胱和直肠之间的**直肠膀胱陷凹**,体会在站立或坐位时直肠膀胱陷凹为男性腹膜腔的最低部位;在女尸探查位于膀胱和子宫之间的**膀胱子宫陷凹**以及位于直肠和子宫之间的**直肠子宫陷凹**,体会在站立或坐位时直肠子宫陷凹为女性腹膜腔的最低部位。

(十一)观察腹前壁下份的腹膜皱襞和窝

1．腹膜皱襞

观察腹前壁下部内表面,可见有 5 条较明显的腹膜皱襞,位于正中线连于脐与膀胱尖之间的一条皱襞为**脐正中襞**;位于脐正中襞的两侧,由外下斜向内上的一对腹膜皱襞为**脐内侧襞**;分别位于左、右侧脐内侧襞外侧的一对腹膜皱襞为**脐外侧襞**。

2．腹膜形成的窝

上述 5 条皱襞之间形成 3 对浅凹,位于脐正中襞与两侧脐内侧襞之间的一对浅凹为**膀胱上窝**;分别位于两侧脐内侧襞与脐外侧襞之间的一对浅凹为**腹股沟内侧窝**,此窝与**腹股沟管浅环**的位置相对应;位于脐外侧襞外侧的一对浅凹为**腹股沟外侧窝**,此窝的尖端与**腹股沟管深环**的位置相对应,可见精索由此环通过。结合实际操作进一步体会腹股沟斜疝和腹股沟直疝的突出部位。

二、解剖结肠上区的结构

（一）解剖胃的血管、淋巴结及神经

1．解剖胃左动脉

沿镰状韧带左侧切除肝左叶，尽量将肝向上拉以暴露小网膜，于胃小弯的中份剖开小网膜并清除少量脂肪组织后即可找到**胃左动脉**及伴行的**胃冠状静脉**。继续沿胃小弯往左上方，追踪胃冠状静脉及胃左动脉至胃贲门处，注意沿胃左动脉分布的淋巴结及**贲门旁淋巴结**。

2．解剖胃右动脉

沿胃小弯向右清理**胃右动**、**静脉**及沿两者排列的**胃右淋巴结**，经过胃幽门上缘追踪胃右动脉至小网膜游离缘（即肝十二指肠韧带）内的**肝固有动脉**。

3．寻找迷走神经前干及其分支

在食管下端、贲门前方的浆膜下，仔细分离**迷走神经**前干，找出由其发出的**肝支**与**胃前支**。肝支向右横行加入**肝丛**，胃前支沿胃小弯分布于胃前壁。

4．解剖腹腔干

尽量将胃小弯向下拉，自贲门处继续解剖胃左动脉至网膜囊后壁，见其起自**腹腔干**，其周围有**腹腔淋巴结**环绕。仔细追踪胃冠状静脉至腹腔干前方为止。

5．寻找迷走神经后干及其分支

将胃小弯拉向前下方，在食管下端、贲门后方的浆膜下，分离出**迷走神经后干**及其发出的**腹腔支**与**胃后支**。胃后支沿胃小弯分布于胃后壁，腹腔支到腹腔干周围的**腹腔丛**（暂不解剖）。

6．解剖肝门静脉

在腹腔干前方继续向下追踪**胃冠状静脉**，见其与肝总动脉伴行，经网膜孔下方进入**肝十二指肠韧带**，最终注入肝门静脉。

7．解剖胃大弯的血管

在距胃大弯中份下方约 1 cm 处，横行剖开大网膜，找出**胃网膜左动脉**及**胃网膜右动脉**，二者互相吻合。向右清理胃网膜右动脉直至幽门下方，证实它发自**胃十二指肠动脉**，该动脉在幽门下方。在追踪该动脉的同时，注意有淋巴结分布。向左清理胃网膜左动脉至其发自**脾动脉**处，辨认其周围的**胃网膜左淋巴结**。在脾门处解剖**胃脾韧带**，寻认由脾动脉分出的 2～4 支**胃短动脉**行向胃底。

（二）解剖胰、十二指肠和脾的血管

1．解剖脾动脉

将胃向上翻起，在胰上缘清理出**脾动脉**，并追踪其至腹腔干。观察腹腔干周围的**腹腔丛**，尽量保留之，待以后解剖。

2．找寻脾动脉的分支

自腹腔干继续向左清理脾动脉。它沿胰上缘左行，沿途分出胰支分布至胰。在进入脾门以前脾动脉分出**胃网膜左动脉**,沿胃大弯向右行。在清理脾动脉时,注意胰尾周围及**脾门**处有淋巴结分布。

3．解剖门静脉及其属支

切断脾动脉的胰支,将胰上缘下翻,即可见到与脾动脉伴行的脾**静脉**,可见脾静脉位于脾动脉的下方。稍加清理并向右追踪脾静脉至胰颈的后方,见其**与肠系膜上静脉**汇合成**肝门静脉**。若**胃冠状静脉**未注入肝门静脉,则清理脾静脉时应注意它是否注入脾静脉,同时沿途注意保留可能注入脾静脉的**肠系膜下静脉**。

4．观察理解胰头与十二指肠的动脉

从腹腔干向右,找出**肝总动脉**,清理它的分支**胃十二指肠动脉**。它经十二指肠第一段后方,胆总管的左侧下行,分出**胃网膜右动脉**及**胰十二指肠上动脉**。后者分为**前、后两支**,分别走行于**胰头**和十二指肠降部之间前、后方的沟内,观察其沿沟向两侧发出分支供应**胰头和十二指肠**。

（三）解剖肝十二指肠韧带和胆囊

1．解剖肝十二指肠韧带

纵行剖开肝十二指肠韧带,可见**肝门静脉**及其左前方的**肝固有动脉**和右前方的**胆总管**。

2．观察门静脉的属支与分支

清理肝门静脉,观察其属支,并向上追踪至肝门处,证实它分为左、右支进入肝门。

3．解剖肝固有动脉

向上追踪至肝门处,可见它分为左、右支进入肝门。注意其起源是否有变异。

4．追踪胆总管

可见它由**肝总管**和**胆囊管**合成。观察胆囊及**胆囊三角**,在此三角内寻找与追查**胆囊动脉**的发出部位、行走及分支,该动脉多半起自**肝固有动脉**右支。

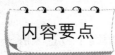

内容要点

一、腹膜及腹膜腔

（一）腹膜概况

1．定义

腹膜是衬贴在腹、盆壁内面和腹、盆腔脏器表面的浆膜。

2．分部

分为壁层(壁腹膜)和脏层(脏腹膜)两部。

3．腹膜腔

由脏、壁腹膜相互移行围成的腔隙。在男性密闭,在女性借生殖管道与外界交通。

4．功能

分泌吸收、增生修复、防御抵抗、支持固定。

（二）腹膜与脏器的关系

1. 内位器官

几乎全部被腹膜包绕,包绕器官的腹膜形成韧带、网膜、系膜等结构,将器官悬挂在腹膜腔内。

2. 间位器官

三面有腹膜包绕,被腹膜固定于腹壁内面。

3. 外位器官

只有一面与腹膜相贴,不突入腹膜腔,主要位于腹膜后间隙。

（三）腹膜形成的结构

1. 韧带

腹膜包绕脏器时形成的双层腹膜结构。主要有肝、胃、脾的韧带和十二指肠悬韧带。

2. 系膜

将肠管固定于腹后壁的双层腹膜结构。主要有小肠系膜、横结肠系膜、乙状结肠系膜、阑尾系膜。

3. 网膜

特指联结在胃大弯和胃小弯的腹膜结构。有大网膜和小网膜。

4. 腹前壁的腹膜皱襞和陷窝

脐正中襞:脐尿管索;脐内侧襞:脐动脉索;脐外侧襞:腹壁下动脉;膀胱上窝:腹股沟内侧窝(对浅环,其下为股凹),腹股沟外侧窝(对深环)。

（四）腹膜腔分部和间隙、陷窝

1. 分部

以横结肠及其系膜分结肠上区和结肠下区两部。

2. 结肠上区的间隙

结肠上区的间隙如图 12.1 所示。

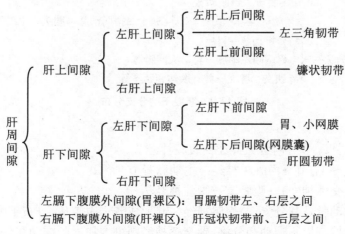

图 12.1　结肠上区的间隙

3．结肠下区的陷窝

左结肠旁沟,右结肠旁沟(上不通)。

右肠系膜窦(密闭),左肠系膜窦。

4．盆腔的陷窝

男性:膀胱直肠陷窝;女性:膀胱子宫陷窝、子宫直肠陷窝。

注:直立位或坐位时腹膜腔的最低陷窝为盆腔内的腹膜陷窝;平卧位时腹膜腔的最低陷窝为肝肾隐窝(右肝下间隙后上部)。

5．网膜囊

(1)六壁:前——小网膜和胃;后——"胃床器官"(胰、左肾、左肾上腺、横结肠及其系膜等);上——肝左叶脏面和膈;下——横结肠及其系膜;左——胃脾韧带、脾肾韧带;右——网膜孔。

(2)交通:仅借网膜孔与大腹膜腔交通,余处均封闭。

(3)网膜孔:上界——肝尾叶;下界——十二指肠上部;前界——肝十二指肠韧带;后界——下腔静脉。

二、结肠上区

(一)结肠上区的血管、神经、淋巴结

1．腹腔干

起始:平 T_{12} 椎起自腹主动脉前壁。

分支分布:如图 12.2 所示。

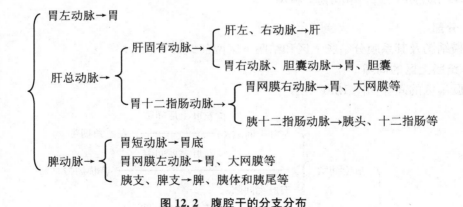

图 12.2　腹腔干的分支分布

2．腹腔丛

胸交感干 T_5～T_9 节→内脏大神经→腹腔神经节。

胸交感干 T_{10}～T_{12} 节→内脏小神经→主动脉肾节。

迷走神经(副交感神经)→腹腔支→腹腔神经丛。

分布:沿腹主动脉及其分支,与交感神经一起形成若干腹腔丛,分布于腹腔脏器。

附:交感神经抑制胃肠蠕动和分泌,副交感神经则可增加胃肠蠕动和分泌。

3．腹腔淋巴结

结肠上区脏器的淋巴→器官周围的淋巴结→腹腔淋巴结→肠干→乳糜池。

（二）结肠上区的脏器

1．胃

（1）形态：二口（贲门，幽门）、二缘（胃大、小弯）、四部（胃底，胃体，幽门窦，幽门管）；因人而变、因食而变。

（2）位置：3/4 在左季肋区；1/4 在上腹区；贲门在 T_{11} 椎体左侧；幽门在 L_1 椎体右侧。

（3）毗邻：前——腹前壁、肝、膈；后→左肾、左肾上腺、胰、脾、横结肠及其系膜；胃底——上方近心；幽门——上方近胆囊。

（4）韧带：肝胃韧带（内有小弯动脉弓）；胃脾韧带（内有胃短动脉）；胃结肠韧带（内有大弯动脉弓）；胃膈韧带；胃胰韧带。

（5）结构：

胃路（管）——胃小弯处的 4～5 条纵行皱襞的间沟，具有引流液体和放射诊断学意义。

幽门瓣——由幽门部环形括约肌增厚并被覆胃黏膜构成。具有调节胃内容物进入十二指肠的作用。

（6）动脉和神经。

① 动脉：可概述为"1 个来源，3 个途径，5(6) 个分支"。如图 12.3 所示。

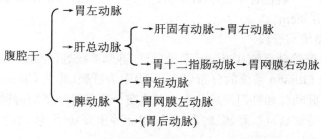

图 12.3　胃的动脉

② 神经支配：交感神经——抑制平滑肌和壁细胞，使胃蠕动和 HCl 分泌减少；迷走神经——与交感神经相反。

（7）功能：对食物初步消化；分泌胃酸、内因子、胃蛋白酶等。

2．十二指肠

（1）位置：$L_1 \sim L_3$ 椎范围的腹后壁内面，大部分位于腹膜外。

（2）分部：上部、降部、水平部、升部。

（3）重要结构：① **十二指肠球**：十二指肠上部近幽门的一段，壁薄、内面无皱襞，好发溃疡；② **十二指肠纵襞**：为肝胰壶腹在十二指肠降部中段后内侧壁内穿行形成的纵行隆起，可作为寻找十二指肠大乳头的标志；③ **十二指肠大乳头**：位于十二指肠纵襞下端，为肝胰壶腹的开口；④ **十二指肠悬韧带**：由连接右膈脚与十二指肠空肠曲的十二指肠悬肌及其表面的腹膜共同构成，为手术中确定空肠起端的重要标志。

3．肝

（1）肝的表面结构和韧带如图 12.4 所示。

膈面：韧带——冠状韧带、镰状韧带、三角韧带

分叶——左叶、右叶

肝裸区——借结缔组织与膈相连，与胸腔关系最为密切

脏面：韧带——肝圆韧带、肝十二指肠韧带、肝胃韧带

分叶——左、右叶，方叶，尾叶

图 12.4　肝的表面结构和韧带

右纵沟前部——胆囊窝；右纵沟后部——腔静脉窝；左纵沟前部——肝圆韧带裂；左纵沟后部——静脉韧带裂；横沟——（第一）肝门，有左右肝管、肝门静脉左右支、肝左右动脉及神经和淋巴管等进出；第二肝门——腔静脉沟上部，肝静脉出肝处；第三肝门——腔静脉沟下部，尾叶静脉出肝处。

注：**肝蒂**，即进出肝门结构的总称。结构排列从前到后依次为：肝门下方肝管（H）→肝固有动脉（A）→肝门静脉（V）。

（2）位置、毗邻和体表投影。

位置：大部分位于右季肋区和腹上区，小部分位于左季肋区。

毗邻：上——膈、右肋膈隐窝、右肺底、心包、心；下——胃、十二指肠上部、结肠肝曲、胆囊、右肾上腺、右肾等。

体表投影：上界——右锁骨中线平第 5 肋；下界——右肋弓下不能触及（小儿低于肋弓 2 cm），超出剑突下方 3 cm。

（3）肝内管道系统与肝段。

肝内管道系统：肝静脉系统；Glisson 系统（肝门静脉系统、肝管系统、肝动脉系统）。

肝段的划分：以 Glisson 系统的分布划分，其界限为肝裂（缺乏 Glisson 系统的区域）。

（4）肝的血管：肝动脉和肝门静脉分支→肝血窦→肝静脉→下腔静脉。

（5）肝的功能：分解、合成、降解、解毒、分泌胆汁等重要功能，体内的许多重要生化活动都在肝内完成，成为"生化工厂"。

4．肝外胆道

组成：左、右肝管→肝总管＋胆囊管→胆总管＋主胰管→肝胰壶腹。

5．胆囊

（1）分部和特点：分为底、体、颈、管四部。底——壁薄易穿孔、体表投影点；颈和管——内有螺旋皱襞（Heister 瓣），结石易嵌顿。

（2）毗邻：上——肝；下——十二指肠上部、横结肠；左——幽门；右——结肠肝曲；前——腹前壁；后——肝门。

（3）动脉供应：肝右动脉→胆囊动脉。

（4）功能：贮存和浓缩胆汁。

（5）肝胆（胆囊）三角：肝右叶脏面、肝总管、胆囊管围成，内有肝右动脉和胆囊动脉。

6．胆总管

（1）分部：十二指肠上段（切开常用部位）；十二指肠后段；十二指肠胰腺段；十二指肠壁内段。

（2）肝胰壶腹：位于十二指肠纵襞黏膜下、由胆总管和胰管共同汇合形成的一个略为膨大的管道，开口于十二指肠大乳头。

（3）Oddi 括约肌：分为肝胰壶腹括约肌、胆总管括约肌、胰管括约肌，能控制胆汁和胰液向十二指肠排放。

7. 胰

（1）位置：$L_1 \sim L_2$ 椎体范围的腹后壁内面。

（2）分部：头、颈、体、尾。

（3）毗邻：胰头：上、下、右——十二指肠上、降、水平部；后——胆总管。胰颈——肝门静脉。胰体：前——胃；后——脾血管、腹主动脉、左肾、左肾上腺；上——腹腔干和腹腔丛；下——十二指肠水平部。胰尾：脾。

（4）功能：分泌胰液，参与消化，分泌胰岛素，降低血糖。

8. 脾

（1）位置：左季肋区第 9～11 肋之间，长轴平第 10 肋；大小正常时于左肋弓下不能触及。

（2）毗邻：下——结肠脾曲、膈结肠韧带；脏面——胃、胰尾、左肾、左肾上腺；膈面——膈。

（3）脾的韧带：胃脾韧带（内有胃短血管、胃网膜左血管）、脾膈韧带、脾肾韧带（脾血管）、脾结肠韧带。

（4）功能：清除衰老的红细胞等，具有免疫功能。

思考题

1. 问答题

（1）为什么腹部手术后的患者要半卧位？

（2）当人体直立或平卧时，腹膜腔何处位置最低？

（3）简述与胃有关的腹膜结构。

（4）绘图标明胃的血供。

（5）何谓胃床？

（6）十二指肠水平有哪些重要毗邻？何谓肠系膜上动脉综合征？

（7）探查施行肝胰壶腹手术的最方便入路在何处？

2. 案例分析

案例 1　患者男性，57 岁。简要病史：患者 5 小时行走于驴群中时被踢中左季肋部，当时疼痛剧烈，即至医院就诊。诊断为左胸肋骨骨折，卧床休息和局部固定后感觉好转。1 小时前觉全腹疼痛发胀，伴头晕、心悸、口渴、烦躁。查体所见：T 37 ℃，P 110 次/分，BP 92/60 mmHg。神清，面色苍白，左季肋部皮下瘀斑，压痛。腹稍胀，全腹有明显压痛，以左上腹为著，有明显反跳痛，移动性浊音可疑。

分析：

（1）这是什么病症？

（2）诊断的依据是什么？

（3）估计患者受损的器官要被摘除，手术应注意什么？

案例 2 患者男性,45 岁。简要病史:患者 1979 年确诊为"乙肝",但自我感觉不错,因而治疗时断时续。3 周前自觉上腹部不适,偶有嗳气,反酸,发现大便色黑,次数正常,未予注意。1 天前,进食辣椒及烤馒头后,觉上腹不适,伴恶心,并有便意如厕,排出柏油便约 600 mL,并呕鲜血约 500 mL,当即晕倒,家人急送入院。查体所见:T 37 ℃,P 120 次/分,BP 90/70 mmHg。重病容,皮肤苍白,无出血点,面颊可见蜘蛛痣 2 个,浅表淋巴结不大,结膜苍白,巩膜有可疑黄染,心肺无异常。腹饱满,无压痛和肌紧张,脐周腹壁静脉显露,于左肋下可触及脾,最低点距肋弓 10 cm,质硬。

分析:

(1) 这是什么病症?

(2) 诊断的依据是什么?

(3) 该患者今后除上消化道出血外,可能还会有哪些并发症?

实验十三　结肠下区、腹膜后隙、膈的解剖

一、了解部分

（1）结肠下区的淋巴引流。
（2）结肠下区的神经支配。
（3）肾的分段；肾的异常和畸形。
（4）肾上腺的血供、淋巴引流和功能。
（5）腰交感干的组成和位置；腹主动脉丛的组成、位置和分布。
（6）腹膜后隙的间隙（自学）。
（7）髂腰筋膜和腰方肌筋膜的位置。
（8）膈的起点。

二、理解部分

（1）边缘动脉的概念和作用。
（2）门-腔静脉吻合路径的临床意义。
（3）阑尾尖部位置的临床应用解剖。
（4）腹膜后间隙的境界和内容。
（5）肾窦的定义及应用解剖。
（6）乳糜池的形成和位置。
（7）构成腹后壁的肌。

三、掌握部分

（1）肠系膜上动脉及其分支的行程及分布概况。
（2）肠系膜下动脉及其分支的行程及分布概况。
（3）门静脉的行程及主要属支，门-腔静脉间吻合的主要路径。
（4）空、回肠的主要差异（位置、管径、管壁、黏膜、血供及淋巴滤泡）。
（5）盲肠和结肠的特征；结肠的分部；阑尾根部的位置及体表投影，血供特点。
（6）肾的位置，前、后毗邻；肾的被膜层次及特点；肾蒂的结构排列；肾剖面的大体结构。

（7）腹主动脉的行程、分支及分布概况。

（8）下腔静脉的行程和属支。

（9）输尿管的分部、生理狭窄，腹段的行程。

（10）腰丛的组成、位置及其主要分支的行程及支配概况。

（11）膈的分部、作用及神经支配，裂孔的位置及出入结构。

（12）能够熟练应用下列专业英语词汇：superior/inferior mesenteric artery（肠系膜上、下动脉）；jejunal artery（空肠动脉）；ileal artery（回肠动脉）；middle colic artery（中结肠动脉）；ileocolic artery（回结肠动脉）；appendicular artery（阑尾动脉）；sigmoid artery（乙状结肠动脉）；superior rectal artery（直肠上动脉）；hepatic portal vein（肝门静脉）；paraumbilical vein（脐周静脉）；small/large intestine（小肠、大肠）；colic bands（结肠带）；haustra（结肠袋）；epiploic appendices（肠脂垂）；vermiform appendix（阑尾）；colic marginal artery（结肠边缘动脉）；esophageal venous plexus（食管静脉丛）；rectal venous plexus（直肠静脉丛）；McBurney point（麦氏点或阑尾根部体表投影）；renal papillae（肾乳头）；renal pelvis（肾盂）；renal fascia（肾筋膜）；adipose capsule（脂肪囊）；fibrous capsule（纤维囊）；renal segment（肾段）；ureter（输尿管）；suprarenal gland（肾上腺）；abdominal aorta（腹主动脉）；testicular artery（睾丸动脉）；ovarian artery（卵巢动脉）；inferior vena cava（下腔静脉）；genitofemoral nerve（生殖股神经）；iliopsoas（髂腰肌）；quadratus lumborum（腰方肌）；retroperitoneal space（腹膜后间隙）；renal pedicle（肾蒂）；renal sinus（肾窦）；cisterna chyli（乳糜池）；lumbar plexus（腰丛）。

四、重点与难点

（一）重点

（1）肠系膜上、下动脉。

（2）空、回肠的主要差异。

（3）门静脉与门-腔静脉间吻合。

（4）盲肠、结肠特征；结肠分部；阑尾位置。

（5）肾的位置、毗邻、被膜；肾蒂；肾结构。

（6）腹主动脉及分支；下腔静脉及属支；腰丛。

（7）膈。

（二）难点

（1）门-腔静脉吻合的路径和作用。

（2）腹膜后隙的概念；肾的被膜层次及特点。

操作方法

一、解剖结肠下区的结构

（一）各段肠管的区别

1. 区别大、小肠

寻找结肠的**结肠带**、**结肠袋**和**肠脂垂**，以此区别大肠和小肠。

2. 辨别横结肠和乙状结肠

两者除了在腹腔内的位置不同外，还可根据附着的系膜进行辨别，横结肠两侧有系膜（一侧为大网膜，另一侧为横结肠系膜），而乙状结肠只一侧有系膜。

3. 寻找阑尾

以盲肠的前**结肠带**为标志，向下追踪可找到阑尾根部。

4. 区分空肠和回肠

以位置、管径大小、管壁厚薄和血管弓级数的多少等来区别。

（二）解剖肠系膜上动、静脉

1. 追踪肠系膜上动脉的走行

剥离胰表面的腹膜，将其下缘向上翻起，便可暴露**脾静脉**和**肠系膜下静脉**。在肠系膜下静脉的右侧为十二指肠空肠曲。沿此曲的右缘，纵行划开腹膜，清除周围的结缔组织，便可找到经胰与十二指肠水平部之间潜出的**肠系膜上动脉**。向上追踪该动脉，可见其走行于脾动脉后方，起自**腹主动脉**（多平第1腰椎水平或在腹腔干起点的稍下方）。肠系膜上动脉周围为致密的神经丛所包绕，分离时应避免撕裂动脉。观察肠系膜上动脉根部有无淋巴结。

2. 解剖肠系膜上动脉分支和静脉属支

将大网膜、横结肠及其系膜翻向上方，将全部系膜小肠推向左侧，暴露肠系膜根，观察其附着在腹后壁的位置，小心分离并切开肠系膜根全长，解剖**肠系膜上动脉**、**静脉**的**分支**或**属支**。注意观察**淋巴结**和**神经丛**与血管的关系。

3. 解剖空、回肠动脉及其血管弓

沿肠系膜上动脉的左缘解剖出一排空、回肠动脉，可见它们进入肠系膜内，并观察空、回肠血管弓的级数及其配布。

4. 解剖中结肠动脉、右结肠动脉及回结肠动脉

从肠系膜根部向右剥离腹膜，直至回盲部、升结肠与横结肠。切勿损伤腹膜外任何结构。沿肠系膜上动脉右缘，自上而下，解剖出**中结肠动脉**、**右结肠动脉**及**回结肠动脉**，分别追查至横结肠右份、升结肠与回盲部。解剖观察**阑尾动脉**的起止及其与阑尾系膜的关系。

5. 解剖胰十二指肠下动脉的前、后支

从十二指肠水平部的上缘，找寻**胰十二指肠下动脉**的**前**、**后支**，观察其与**胰十二指肠上动脉**的**前**、**后支**的吻合情况，并追踪至其由肠系膜上动脉发起处。

（三）解剖肠系膜下动、静脉

1. 追踪肠系膜下静脉的走行

在十二指肠空肠曲的左侧，可找到一个纵行的腹膜皱襞，切开此皱襞即可暴露**肠系膜下静脉**。向上追踪该静脉可见其汇入**脾静脉**（但有时汇入肠系膜上静脉或脾静脉与肠系膜上静脉的夹角处）。向下追踪，可见该静脉引流降结肠、乙状结肠和直肠上部的静脉血。

2. 追踪并观察肠系膜下动脉及其分支

在肠系膜下静脉之右侧，找出**左结肠动脉**，循该动脉往右下，追踪肠系膜下动脉本干至十二指肠水平部的后方，可见其起源于**腹主动脉**（多平第 3 腰椎）。解剖出**左结肠动脉**的上下两支、**乙状结肠动脉**和**直肠上动脉**分别至降结肠、乙状结肠及直肠上部。

（四）观察十二指肠和胰及其周围血管的连属

1. 观察十二指肠水平部及胰后方的结构

将十二指肠降部提起翻向左侧，检查跨过十二指肠水平部后方的结构（**肝门静脉**、**胆总管**、**胃十二指肠动脉**等）及位于胰后方的结构。复查已解剖出的**肝门静脉**、**肠系膜上动、静脉**等。沿十二指肠降部的左侧面追踪**胆总管**至其与**胰管**汇合后开口于十二指肠降部的后内侧壁上。检查在胰管的上方有无**副胰管**存在。

2. 观察十二指肠大乳头

纵行切开十二指肠降部的外侧壁，观察十二指肠黏膜结构特点及**十二指肠纵襞**，观察**十二指肠大乳头**（或十二指肠大、小乳头）的位置与胰头的关系。

二、解剖腹膜后隙

（一）一般观察

清除腹后壁残存的腹膜，观察**腹膜后隙**的**境界**、**交通**、**内容**及**各结构间的排列关系**。

（二）解剖腹后壁的血管和淋巴结

1. 剥离肾前筋膜

清除腹膜即可见覆盖在肾前方的结缔组织膜——**肾前筋膜**。用镊子提起肾前筋膜，自肾上端至下端在两肾前面各作一纵行切口。然后用刀柄插入切口内侧深面，轻轻拨动，使肾前筋膜与深面组织分离，直至左右两侧连接处为止。主动脉腹部和下腔静脉为肾前筋膜所遮盖。

2. 显露腹主动脉和下腔静脉

剥去中线附近的肾前筋膜，显露**腹主动脉和下腔静脉**。此二血管周围结构较多，故稍剥出其轮廓即可，不必过细清理。复习和观察腹主动脉发出的**三个不成对脏支**，再解剖其成对的**脏支和壁支**。

3. 解剖肾动脉及其分支

将肠系膜翻向右上方，在**肠系膜上动脉**根部下方，平第 2 腰椎高度寻找**肾动脉**，追至**肾门**处。注意观察其发出的**肾上腺下动脉**，肾动、静脉的位置关系及有无动脉支不经肾门直接穿入肾实质。肾动脉末段和肾上腺中动脉留待以后解剖。

4. 解剖睾丸（卵巢）动、静脉

在腰大肌前面寻找蓝色条纹——**睾丸（卵巢）静脉**，沿其走向纵行切开肾前筋膜，分离出与之伴行的**睾丸（卵巢）动脉**。向上追查动脉的发出处及静脉的注入处，向下追至**腹股沟管深环**，如为女性则追至入小骨盆上口为止。

5. 解剖膈下动脉及其分支

在膈的后部，**食管和腔静脉孔**两旁，寻找蓝色的**膈下静脉**及与之伴行的**膈下动脉**，追查至其起点处，并清理其至膈和肾上腺的分支（**肾上腺上动脉**）。

6. 清理腹主动脉周围的淋巴结

在下腔静脉和腹主动脉周围，寻找**腰淋巴结**，为大小不等的椭圆形结构。清理上部3~4个腰淋巴结。淋巴结周围有许多神经纤维，注意勿切断，留待以后观察。

7. 解剖髂总动、静脉将乙状结肠及其系膜

翻起系膜，可见腹主动脉平第4腰椎体下缘处分为两终支——**左、右髂总动脉**，观察并清理血管周围的淋巴结和神经纤维。在髂总动脉的夹角内，可见一些线样的神经纤维自腹主动脉两侧汇合，并越过骶骨岬入小骨盆，这些神经即**上腹下丛**。将神经丛提起并推向一侧，在主动脉分叉处寻找**骶正中动脉**。在左、右髂总动脉之间可见下腔静脉的起始部及位于同名动脉的内侧的**左、右髂总静脉**。左、右髂总静脉在第5腰椎的右前方汇合成**下腔静脉**。

8. 解剖髂内、外动脉

在骶髂关节前方，寻找由髂总动脉分出的**髂内、外动脉**及其伴行**静脉**和周围的**淋巴结**。拨开髂外动脉末端的结缔组织，寻找其分支——**腹壁下动脉和旋髂深动脉**。髂内动脉及其周围的结构留待盆腔解剖。

（三）解剖肾的被膜、肾、肾上腺及输尿管腹部

1. 解剖肾的被膜

找出已切开的肾前筋膜切口，自切口向上延切至肾上腺稍上方，注意勿损伤其深面的结构。伸手入肾前筋膜深面，使之与其后面的结构分离，再插入刀柄向上、下、外侧探查，了解肾前、后筋膜的愈着关系。探查肾筋膜向上及两侧的延续关系。观察肾筋膜深面的肾脂肪囊。

2. 观察肾的形态、位置和毗邻结构

将肾筋膜和脂肪囊清除，即可暴露肾。按顺序观察其**形态、位置和毗邻**。在观察肾前面的毗邻结构时，应将胃、十二指肠、胰、脾和肝恢复原位。

3. 观察肾的结构

平右肾下端切断右输尿管和肾蒂各结构，取出右肾。在肾表面切一小口，剥离一小块**肾纤维囊**，观察其与肾实质的愈着情况。用手术刀经肾门以连续拉切方式将肾沿冠状面切成前大、后小的两半，观察**肾窦**内结构及肾的内部结构。

4. 解剖肾上腺及其血管

翻起肾前筋膜及其深面的脂肪组织，暴露**肾上腺**。注意观察左、右肾上腺在形态及毗邻方面的不同。清理发自**腹主动脉的肾上腺中动脉**，于肾上腺前面找出**肾上腺静脉**，追踪至其注入下腔静脉和左肾静脉处。将右肾上腺取出，切成连续断面，观察其皮质和髓质。

5．观察肾蒂内各结构的排列关系

清理左**肾蒂**，观察**肾动脉**、**肾静脉**和**肾盂**三者由前至后、由上向下的排列关系。

6．观察输尿管的走行和毗邻

肾盂向下延续为**输尿管**，自上而下剥离输尿管，至小骨盆上口为止，观察其前、后毗邻。

（四）解剖腹腔丛、腰交感干和腰淋巴干

1．解剖椎前节和内脏大、小神经

在腹腔干根部两旁，小心清除疏松结缔组织，可见一对形状不规则、比较坚硬的结构，为腹腔神经节。右腹腔神经节常被下腔静脉所掩盖，推开下腔静脉，清理右腹腔神经节的边界。清理时，应注意神经节的位置、形态和纤维联系。在胃左动脉旁，找出在胃后壁处已清理出的迷走神经后干及其发出的腹腔支和胃后支。在胸腔脊柱旁，用镊子提起内脏大神经，并向上轻轻牵拉，观察腹腔神经节是否随之活动；以同样方式，牵拉内脏小神经，以便找到主动脉肾神经节。

2．清理腹腔丛及其副丛

进一步清理腹腔丛发出之副丛，副丛缠绕在动脉周围，伴随主动脉腹部的分支而分布。这些副丛已被解剖，现系统观察之。

3．解剖腰交感干并观察其毗邻

在脊柱与腰大肌之间找到腰交感干，探查其上、下的延续。左腰交感干与腹主动脉左缘相邻，其下端位于左髂总静脉的后面。右腰交感干的前面常为下腔静脉所覆盖，其下端位于右髂总静脉的后方。

4．解剖左右腰干、肠干和乳糜池

在腹主动脉上部两侧之腰淋巴结中寻找出以前解剖出的较大淋巴管，并将腹主动脉翻向左侧，沿淋巴管向上追查，在腹主动脉后方合成较大的淋巴干，即左、右腰干。在第 1 腰椎水平，左、右腰干合成囊状的乳糜池，向上追踪至主动脉裂孔处，找到与之相连的胸导管。然后，在腹腔干和肠系膜上动脉根部周围的淋巴结中，寻找较粗大的淋巴管，并沿之追向深部至其汇成较大的淋巴干，即肠干，并追至其注入乳糜池处。

（五）膈及膈下面的解剖

剥去膈下的腹膜及膈下筋膜，在第 2 和第 3 腰椎前方寻找左、右膈脚。探查膈的起点及**胸肋三角**和**腰肋三角**，此两三角为膈的薄弱区。寻找**腔静脉孔**、**食管裂孔**及**主动脉裂孔**。

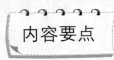
内容要点

一、结肠下区

（一）结肠下区器官结构配置概况

范围：腰区、髂区、脐区和腹下区。

脏器配布：消化系统的肠管。

动脉供应:肠系膜上、下动脉。

静脉回流:经肝门静脉流入肝血窦。

淋巴回流:经肠系膜上、下淋巴结过滤,由肠干引流入胸导管。

神经支配:迷走神经、盆内脏神经、T_6～T_{12} 的交感神经。

(二)结肠下区的血管

1.肠系膜上动脉

(1)起始和走行:L_1 椎平面腹主动脉前壁→胰体下缘→十二指肠水平部前面→肠系膜。

(2)主要分支:左侧分支——12～16 支小肠动脉;右侧分支(从上至下)——胰十二指肠动脉、中结肠动脉、右结肠动脉、回结肠动脉。

2.肠系膜下动脉

(1)起始和走行:L_3 椎平面腹主动脉前壁→左侧腹后壁腹膜外。

(2)主要分支:左结肠动脉、乙状结肠动脉、直肠上动脉。

3.肝门静脉系统

(1)构成和走行:由肠系膜上静脉与脾静脉在胰头后方会合形成;在肝十二指肠韧带内,行于胆总管与肝固有动脉二者后方。

(2)分支:左、右支。

(3)五大属支:肠系膜上静脉;肠系膜下静脉;胃左静脉;脾静脉;脐周静脉。

(4)肝门静脉系统正常回流途径:腹、盆腔不成对脏器静脉→肝门静脉→肝→肝静脉→下腔静脉。

(5)门-腔静脉吻合:注意 3 丛(网)和 Retzius 静脉。

(6)形态学特征:① 起止端均为毛细血管(脏器的毛细血管→肝血窦);② 无静脉瓣;③ 与腔静脉之间有丰富吻合。

(7)功能:① 将小肠吸收的物质运送到肝脏改造;② 将大肠吸收的含氨物质运送到肝脏解毒;③ 将脾脏产生的血胆红素运送到肝脏解毒。

(8)肝门静脉高压症的常见并发症:上消化道大出血、痔、脐周静脉扩张(海蛇头)、腹水、肝昏迷等。

(三)结肠下区主要器官

1.空肠和回肠

鉴别:位置、颜色、壁厚、血管弓等,但需确定空肠时,必须以十二指肠悬韧带为标志。

动脉分布特点:小肠动脉→系膜动脉弓→直动脉→肠壁(直动脉在肠壁内缺乏吻合,系膜缘对侧肠壁的动脉吻合尤为稀少。

功能:消化吸收的重要场所,尤以空肠最为重要。

2.盲肠和阑尾

(1)盲肠和结肠表面特征性结构:结肠带;结肠袋;肠脂垂。

(2)盲肠:回盲部;回盲口和瓣。

(3)阑尾。

位置:根部附着于盲肠后内侧壁;尖游离,可形成多种临床位。

阑尾根部的定位:体表定位——脐与右髂前上棘连线的外、中 1/3 交点;手术定位——

结肠带的起始处。

（4）血供：① 阑尾动脉：回结肠动脉→阑尾动脉→阑尾系膜游离缘→阑尾，与周围动脉缺乏吻合；② 阑尾的静脉：→肠系膜上静脉→肝门→右支→肝右叶的肝血窦。

3．结肠

分部：两曲四部，两曲即左脾、右肝曲；四部即升结肠、降结肠、横结肠、乙状结肠。

特点：两部有系膜；两部为间位。

边缘动脉与结肠血供特点：① 边缘动脉构成：由回结肠动脉、右结肠动脉、中结肠动脉、左结肠动脉、乙状结肠动脉 5 条结肠动脉和直肠上动脉相互吻合形成；② 边缘动脉特点：一级吻合，两处薄弱（直肠上动脉与乙状结肠动脉之间；左结肠动脉与中结肠动脉之间）。

结肠壁的动脉分布特点：边缘动脉→直动脉→长支→肠脂垂深面→肠壁独立缘。

二、腹膜后间隙

（一）腹膜后间隙的主要器官

1．肾

（1）外形和结构：肾门；肾蒂（上→下：A→V→U[①]；前→后：V→A→U）；肾窦。

（2）位置和投影：T_{11}～L_3椎脊柱两侧，"八"字形，左高右低。左肾：上端——平 T_{11}椎下缘；V 下端——平 L_2椎下缘；右肾：上端——平 T_{12}椎上缘；下端——平 L_3椎上缘；肾门体表投影点——肾角（第 12 肋下缘与竖脊肌外侧缘相交处）。

（3）毗邻：① 左肾：内侧——输尿管、胰尾、腹主 A；上——左肾上腺；前——胃、胰尾、脾等；后——膈、第 12 肋、腹后壁肌及其行经肌表面的神经（肋下 N、髂腹下 N、髂腹股沟 N）；② 右肾：内侧——下腔 V、十二指肠降部；上——右肾上腺；前——肝右叶、结肠肝曲；后——同左肾。

（4）切面结构：肾皮质、肾柱、肾髓质、肾锥体、肾乳头、肾小盏、肾大盏、肾盂。

（5）被膜：从内到外依次为肾纤维膜→肾脂肪囊→肾筋膜。

（6）血管：肾动脉（与肾段关系）；肾静脉。

（7）功能：泌尿；内分泌。

2．输尿管

（1）分部：腹部、盆部、壁内部。

（2）生理狭窄：与肾盂移行处、跨小骨盆上口的髂血管处、穿膀胱壁处。

3．肾上腺

位置：位于腹膜后间隙左、右肾的上极。

形态：左半月右三角。结构上有皮、髓质之分。

功能：皮质分泌糖皮质激素；髓质分泌肾上腺素和去甲肾上腺素。

（二）腹膜后间隙血管、淋巴管和神经

1．腹主动脉

位置：脊柱前方，下腔静脉左侧。

---

① A 指动脉；V 指静脉；U 指输尿管。

分支分布:① 壁支:膈下动脉(1 对)、腰动脉(4 对)、骶正中动脉(1 条);② 成对脏支:肾动脉、肾上腺中动脉、生殖腺动脉(男:睾丸动脉;女:卵巢动脉);③ 不成对脏支:腹腔干、肠系膜上动脉、肠系膜下动脉。

2. 下腔静脉

位置:腹主动脉的右侧。

引流:膈下静脉、肝静脉、生殖腺静脉、肾静脉、肾上腺静脉、腰静脉(腰静脉的升支吻合成为腰升静脉,穿膈脚入胸腔移行为奇静脉和半奇静脉)。

3. 乳糜池

位置:$L_1 \sim L_2$ 平面右膈脚与腹主动脉之间。

收纳:肠干和左、右腰干。

走行:穿膈主动脉裂孔入胸腔移行为胸导管。

4. 腰丛

构成:T_{12}神经前支一部分、$L_1 \sim L_3$ 神经前支、L_4神经前支一部分。

位置:腰大肌深面。

主要分支:从腰大肌外侧缘穿出的神经(髂腹下神经、髂腹股沟神经、股外侧皮神经、股神经);从腰大肌内侧缘穿出的神经(闭孔神经);从腰大肌表面穿出的神经(生殖股神经)。

5. 腹后壁的肌和膈

(1) **肌**:髂腰肌(起、止、神经支配、作用);腰方肌;腰小肌。

(2) **膈**:上、下面有筋膜覆盖。

① **构造**:周围为肌性部,中央为腱膜(中心腱)。

② **起、止**:起于剑突(胸骨部)、肋弓和第 11~12 肋(肋部)、第 1~3 腰椎(腰部);止于中心腱。

③ **膈的孔裂**:主动脉裂孔——T_{12}椎前方,主动脉、胸导管、腰升静脉等穿过;食管裂孔——T_{10}椎平面,有食管、迷走神经前后干、胃左动脉升支等通过;腔静脉孔——右前方,T_8椎平面,有下腔静脉、右膈神经腹腔支等穿过。

④ **膈的薄弱三角**——膈疝好发部位。

腰肋三角:较大,由第 12 肋、膈的肋部内侧缘以及膈的腰部外侧缘围成,正对肾后面上部。

胸肋三角:小,位于膈的胸骨部与肋部之间。

⑤ **膈的神经支配和作用**:膈神经。

膈的运动——收缩时膈顶下降→吸气,松弛时膈顶上移→呼气;若一侧膈神经受伤,则膈收缩时产生"矛盾运动"。

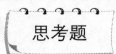

思考题

1. 复习总结

(1) 腹膜后间隙的位置与交通。

(2) 左、右肾蒂的特点及其结构排列关系。

(3) 肾与肾上腺的血供特点有哪些?

(4) 腹主动脉的分支特点及其供应范围。

2. 案例分析

患者男性,42 岁。主诉:6 小时之前因盖房不慎从房上跌落,右腰部撞在地上一根木头上,当即右腰腹疼痛剧烈,伴恶心,神志一度不清。伤后排尿一次,为全程肉眼血尿,伴有血块。急送当地医院,经输液病情稳定后转院。查体所见:腹部稍膨隆,上腹部压痛、反跳痛,未扪及包块。右腰部大片皮下瘀斑,局部肿胀,右腰部触痛和叩击痛明显,尿道口有血迹。

分析:

(1) 这是什么病症?

(2) 诊断的依据是什么?

(3) 该患者需要手术处理,处理时应注意什么?

实验十四　盆部的解剖

一、了解部分

(1) 骨盆的径线。

(2) 盆壁肌的起止。

(3) 盆筋膜的分部。

(4) 盆部的静脉回流。

(5) 盆部的淋巴引流。

(6) 盆部的内脏神经丛。

(7) 输尿管盆部的行程。

(8) 膀胱、前列腺的血供、淋巴引流和神经支配。

(9) 直肠壁的结构。

(10) 卵巢、输卵管、阴道的淋巴引流和神经支配；子宫的神经支配。

二、理解部分

(1) 女性骨盆的应用解剖。

(2) 盆壁肌的位置。

(3) 耻骨后间隙、直肠后间隙的位置和交通。

(4) 前列腺静脉丛、直肠静脉丛的位置及临床应用。

(5) 盆内脏神经的支配概况及临床应用。

(6) 盆部脏器与腹膜的位置关系。

(7) 男性、女性生殖系统的组成。

(8) 膀胱三角的应用解剖；前列腺肥大的应用解剖。

(9) 直肠指诊的应用解剖；齿状线的应用解剖。

(10) 输卵管绝育结扎的应用解剖。阴道穹的位置及毗邻；女性尿道的特点。

三、掌握部分

(1) 男女骨盆的形态差异。

（2）盆膈的组成和作用。

（3）髂内动脉的分支及分布概况。

（4）骶丛的组成、位置及分支分布概况。

（5）子宫直肠陷凹、膀胱直肠陷凹位置、特点及毗邻。

（6）膀胱的形态分部、位置、毗邻。

（7）前列腺的位置及分叶。

（8）直肠的位置、弯曲及毗邻；肛管的结构；齿状线定义。

（9）卵巢的位置及固定装置。

（10）输卵管的位置、分部，绝育结扎部位。

（11）子宫的外形及腔内分部，位置与方位，韧带的位置、形成及作用，子宫动脉的行程要点与输尿管的位置关系，子宫的淋巴引流。

（12）能够熟练应用下列专业英语词汇：pelvis（骨盆）；levator ani（肛提肌）；pelvic cavity（盆腔）；pelvic diaphragm（盆膈）；retropublic space（耻骨后间隙）；retrorectal space（直肠后间隙）；internal/external iliac artery（髂内、外动脉）；umbilical artery（脐动脉）；superior/inferior vesical artery（膀胱上、下动脉）；uterine artery（子宫动脉）；sacral plexus（骶丛）；lumbosacral trunk（腰骶干）；pelvic splanchnic nerve（盆内脏神经）；pelvic plexus（盆丛）；suspensory ligament of ovary（卵巢悬韧带）；urinary bladder（膀胱）；prostate（前列腺）；seminal vesicle（精囊腺）；ejaculatory duct（射精管）；rectum（直肠）；anal canal（肛管）；anal column/valves/sinus（肛柱、肛窦、肛瓣）；anus（肛门）；ovary（卵巢）；uterine tube（输卵管）；uterus（子宫）；broad ligament（子宫阔韧带）；round ligament（子宫圆韧带）；cardinal ligament（子宫主韧带）；uterosacral ligament（子宫骶骨韧带）；vagina（阴道）；urethra（尿道）；trigone of bladder（膀胱三角）；dentate line（齿状线）；isthmus of uterus（子宫峡）；rectouterine pouch or Douglas' space（坐骨直肠窝，或 Dougla's 陷窝）。

四、重点与难点

（一）重点

（1）盆膈。

（2）髂内动脉及分支。

（3）骶丛及分支。

（4）盆部的腹膜陷凹。

（5）膀胱位置与毗邻，膀胱三角。

（6）直肠弯曲和毗邻，齿状线。

（7）卵巢的位置和韧带。

（8）输卵管分部与绝育结扎。

（9）子宫的形态、位置、韧带、血供和淋巴引流。

（二）难点

（1）盆膈的构成和作用。

（2）盆筋膜和筋膜间隙。

（3）前列腺分叶。

（4）肛管结构。

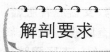

解剖要求

一、境界与分区

尿生殖区（又称尿生殖三角）和后方的肛区（又称肛门三角）。

二、表面解剖

髂嵴；髂前上棘；髂后上棘；耻骨联合；耻骨嵴；耻骨结节；腹股沟韧带；耻骨弓；坐骨结节；尾骨尖。

三、基本要求

1. 骨盆的组成、重要径线和盆膈的构成

骨盆由左、右髋骨、骶骨和尾骨组成，前后径是耻骨联合下缘至尾骨尖的连线；左右径是两侧坐骨结节内侧的连线。盆膈由盆底肌及其上下覆盖的盆膈上下筋膜构成。

2. 盆腔脏器与腹膜的关系

区分盆腔脏器与腹膜的关系，哪些器官是腹膜内位器官，哪些器官是腹膜间位器官，对于临床手术方式的选择具有重要意义。

3. 盆腔脏器

（1）**直肠**的位置、毗邻、动脉供应、静脉和淋巴回流及神经分布。

（2）**输尿管盆部**的行程、与子宫动脉的关系及其临床意义。

（3）**膀胱**的位置、与腹膜的关系及其临床意义。

（4）**前列腺**的位置与毗邻。

（5）**输精管盆部**行程。

（6）**子宫**的位置、毗邻和固定装置。

（7）**卵巢**及其固定装置。

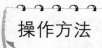

操作方法

一、原位观察与探查

（一）摸认盆部骨性标志

结合骨盆标本，在尸体上摸认**骶岬、弓状线、耻骨梳、耻骨结节、耻骨联合、耻骨下支、坐**

骨支、坐骨结节和尾骨尖等骨性标志。

(二) 观察盆腔脏器的排列及其与腹膜的关系

移出位于盆腔内的部分小肠和乙状结肠,自骨盆上口透过腹膜辨认**男**、**女**盆腔各脏器,并观察它们的形态、位置、大致毗邻及与腹膜的关系。再用手伸入盆腔探查腹膜的延续、转折情况及形成的**陷凹**、**韧带**,着重探查子宫各**韧带**及**直肠子宫陷凹**的位置(女)、**直肠膀胱陷凹**的位置(男)。

(三) 探查盆筋膜间隙

1. 探查耻骨后隙

先小心清理盆侧壁的腹膜至膀胱及直肠,后将膀胱尖提起并拉向后,将手指或刀柄插入膀胱与耻骨联合后面之间,探查验证两者之间大量的疏松结缔组织,此即潜在的**耻骨后隙**。

2. 直肠后隙

先将手指或刀柄伸入直肠与骶前筋膜之间,向前钝性分离直肠,证实两者之间有疏松结缔组织(或脂肪组织),此即潜在的**直肠后隙**;查证直肠后隙的疏松结缔组织向上与越过骶岬与腹膜后隙的疏松结缔组织相延续,沿直肠两侧向前,清除直肠两侧和前方的疏松结缔组织(或脂肪组织),直至暴露直肠前方的**直肠膀胱隔**(女性为**直肠阴道隔**),在清除直肠两侧疏松结缔组织(或脂肪组织)时,注意保留**直肠下血管**和周围结缔组织构成**直肠侧韧带**。

二、盆腔的解剖

(一) 解剖输尿管、输精管与子宫圆韧带

1. 解剖输尿管

在左髂总动脉下段和右髂外动脉其始部的前方找到左、右输尿管,向下追踪至膀胱底。在男尸,观察其与**输精管盆部**的位置关系;在女尸,追至子宫颈外侧时,注意其与**子宫动脉**的关系。

2. 解剖输精管或子宫圆韧带

在腹股沟管深环处寻找**输精管**(男)或**子宫圆韧带**(女),向后追踪输精管至膀胱底,追踪子宫圆韧带至**子宫角**。

(二) 锯切盆部

向上、下推挤乙状结肠的内容物,于骨盆入口处用线绳双重结扎乙状结肠的下段,并在两结扎绳之间切断乙状结肠,将乙状结肠推向上方。平第4、5腰椎间水平锯断躯干。

(三) 解剖观察盆部的血管、淋巴结和神经

1. 解剖髂总和髂外血管

自腹主动脉分叉处起,向下沿血管走行修洁髂总和**髂外血管**至**腹股沟管深环**内侧,保留跨越髂外血管前面的**输尿管**、**输精管**、**子宫圆韧带**和**卵巢血管**。寻找沿髂总和髂外血管排列的**髂外淋巴结**,观察后可除去。

2. 解剖睾丸（卵巢）血管

在髂外血管外侧找到**睾丸血管**，并修洁至**腹股沟管深环**。在女尸**卵巢悬韧带**的深面剖露出**卵巢血管**，向下追踪至卵巢和输卵管，观察与子宫血管吻合的情况，再向上查看卵巢血管的起点。

3. 解剖直肠上血管

在残余的乙状结肠系膜内修洁出**直肠上血管**，向下追踪到第3骶椎前方，证实它分为两支行向直肠两侧壁。

4. 解剖骶正中血管

在骶骨前面正中线上，寻找并修洁细小的骶正中动脉及沿血管排列的骶淋巴结。

5. 解剖髂内血管

自髂总动脉分为**髂外**和**髂内动脉**处，向下清理髂内动脉至坐骨大孔上缘，再清理其较粗的**前干**和较细的**后干**。沿前干清理、修洁**闭孔动脉**、**臀下动脉**、**脐动脉**、**膀胱下动脉**、**直肠下动脉**、**阴部内动脉**和**子宫动脉**（女）；沿**后干**清理出**髂腰动脉**、**骶外侧动脉**和**臀上动脉**。注意有无变异的闭孔动脉；在女尸注意观察**子宫动脉与输尿管的交叉关系**。髂内动脉分支常有变异，应细心辨认。各动脉的伴行静脉、脏器周围的**静脉丛**和**髂内淋巴结**可观察后结扎清除，注意保留**神经丛**。

6. 解剖观察盆腔神经

于腰大肌内侧缘与第5腰椎和骶岬之间的深面寻找**腰骶干**。沿腰骶干向下，清理出位于骶前孔外侧、梨状肌前面的**骶丛**，追踪参与此丛的**骶神经前支**至骶前孔。在腰大肌下部的内侧缘和外侧缘找出**闭孔神经**和**股神经**，前者追至闭膜管，后者追至肌腔隙。

在第5腰椎前方，中线两侧用尖镊分离出自**腹主动脉丛**向下延续的**上腹下丛**，向下追踪至直肠两侧的**盆丛（下腹下丛）**。提起盆丛，清理观察第2～4**骶神经前支**各发一条细小的**盆内脏神经**，加入盆丛。在骶前孔内侧清理**骶交感干**和位于尾骨前方的**奇神经节**（可能已在矢状位锯开盆腔时损坏）。

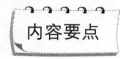

内容要点

一、盆部境界和器官结构配置概况

（一）境界

前——耻骨联合上缘、耻骨结节、腹股沟和髂嵴前份的连线与腹部分界；后——以髂嵴后份和髂后上棘至尾骨尖的连线与腰区及骶尾区分界；上——借骨盆上口与腹腔相通；下——骨盆下口借盆底肌及其筋膜封闭。

（二）配置特点

脏器居中线排列，血管神经位于侧后壁。

1. 脏器

从前到后依次为膀胱→内生殖器→直肠。

2．动脉

髂内动脉及其分支。

3．静脉

大部分为：髂内静脉及其属支→下腔静脉；小部分为：肠系膜下静脉→肝门静脉。

淋巴：盆部淋巴结→髂内淋巴结→髂总淋巴结→腰淋巴结。

4．神经

骶丛；脊髓 T_{11}～L_2 节段的交感节前纤维；S_2～S_4 节段的副交感纤维（盆内脏神经）。

二、盆壁肌和盆底肌

（一）盆壁肌

闭孔内肌——止于转子窝，可使大腿外展、外旋，由骶丛分支支配；梨状肌——止于大转子尖端，可使大腿外展、外旋，由骶丛分支支配。

（二）盆底肌

肛提肌——主要起自肛提肌腱弓，分三部分；盆膈——盆膈上、下筋膜＋肛提肌、尾骨肌。

三、盆筋膜和筋膜间隙

（一）盆筋膜

腹内筋膜的延续，按其部位不同分为盆壁筋膜（骶前筋膜、梨状肌筋膜及闭孔筋膜）、盆底筋膜（盆膈上筋膜和盆膈下筋膜）、盆脏筋膜（形成脏器鞘和隔：直肠鞘、膀胱鞘、阴道鞘、直肠膀胱隔、直肠阴道隔，膀胱阴道隔、尿道阴道膈等）。

（二）盆筋膜间隙

盆壁、脏筋膜之间。

1．耻骨后隙

耻骨盆面与膀胱之间，其上界为腹膜返折部，下界为尿生殖膈，两侧为盆脏筋膜形成的耻骨前列腺韧带（女性为耻骨膀胱韧带），内为疏松结缔组织及静脉丛。

2．直肠后隙

为骶前筋膜与直肠筋膜之间，充满疏松结缔组织，下方有盆膈封闭，向上可至腹膜后隙。

四、盆部的血管神经

（一）髂内动脉

梨状肌上缘分为前、后干。

1. 后干分支

髂腰动脉（壁）、骶外侧动脉（壁）、臀上动脉（壁）。

2. 前干分支

脐动脉（索）、膀胱动脉、闭孔动脉（壁）、直肠下动脉（女性为阴道动脉）、阴部内动脉、臀下动脉（壁）、子宫动脉（男性为输精管动脉）。

（二）腰丛分支

闭孔神经（见下肢）。

（三）骶丛

1. 组成

由腰骶干（L_4 神经前支一部 + L_5 神经前支）、$S_1 \sim S_3$ 神经前支、S_4 神经前支一部组成。

2. 位置

盆腔后外侧壁。

3. 主要分支

臀上神经、臀下神经、阴部神经、股后皮神经、坐骨神经、盆内脏神经等。

（四）自主神经

1. 交感神经

来自脊髓 $T_{11} \sim T_{12}$ 和 $L_1 \sim L_2$ 节段的交感节前纤维。

2. 副交感神经

来自 $S_2 \sim S_4$ 的盆内脏神经（勃起神经）。

五、盆部脏器

（一）膀胱

1. 位置、与腹膜的关系

膀胱的形态和位置与其充盈状态密切相关。空虚状态时，位于耻骨联合后方，一般不高于耻骨联合上缘，属于腹膜内位器官；当处于充盈状态时，可突入腹腔，腹膜上移，呈腹膜间位器官。不同功能状态与腹盆部穿通伤的诊断治疗密切相关。

2. 形态

成人膀胱呈四面锥形体，分为底、体、尖、颈。

3. 内部结构

膀胱三角、输尿管间襞。

4. 毗邻

前——耻骨联合；后——直肠、输精管壶腹、精囊腺（男）、子宫颈和阴道（女）。

（二）前列腺

要点：外形、位置、毗邻、分叶、与尿道的关系。

（三）输精管盆部

要点：精囊腺、射精管；输精管盆部走行、输精管壶腹和精囊位置、射精管构成和开口。

（四）直肠和肛管

1. 直肠

S_3 处续于乙状结肠，与腹膜的关系。

（1）矢状面弯曲：骶曲（后凸）、会阴曲（前凸）。

（2）内部结构：三个直肠横襞（两左一右）。

2. 肛管

肛管长4厘米。

（1）内部结构：上段结构——肛瓣、肛柱、肛窦；下段结构——肛梳（痔环）、白线（括约肌间沟）。

（2）齿状线：联结肛柱末端和肛瓣边缘的连线齿状线上、下方肛管特点比较（表14.1）。

（3）肛管直肠环：由肛门外括约肌的浅部、肛门外括约肌的深部、肛提肌、肛门内括约肌、直肠壁纵行肌的下部组成。

表 14.1

	齿状线上方	齿状线下方
内面被覆	黏膜	皮肤
动脉供应	直肠上、下动脉	肛门动脉
静脉回流	→直肠上静脉→肝门静脉 →直肠下静脉→下腔静脉	→肛门静脉→下腔静脉
淋巴回流	→肠系膜下淋巴结、髂内淋巴结	腹股沟淋巴结
神经支配	内脏神经	躯体神经

（五）卵巢

要点：位置、形态、韧带（卵巢系膜、卵巢固有韧带、卵巢悬韧带）。

（六）输卵管

四部：子宫部、峡部（细短）、壶腹部（粗长，受精部）、漏斗部（喇叭状，周缘有输卵管伞和卵巢伞）；二口：子宫口、腹腔口。

（七）子宫

1. 形态和内腔

底、体、颈（阴道部、阴道上部）；宫腔、子宫颈管。

2. 位置和姿势

直肠与子宫之间，前倾前屈。

3. 毗邻

前——膀胱子宫陷窝、膀胱；后——子宫直肠陷窝、直肠。

4．子宫的固定装置

4对韧带，子宫阔韧带、骶子宫韧带、子宫圆韧带、子宫主韧带。

5．子宫的血管和神经支配

（1）动脉：子宫动脉。

（2）交感神经：使血管收缩，子宫平滑肌收缩。

（3）副交感神经：使血管扩张。

（4）神经支配：感觉神经→交感神经和副交感神经→中枢（经期腰骶部牵涉痛）。

（八）阴道

1．位置

上连子宫，下开口于阴道前庭。

2．毗邻

前——膀胱尿道阴道隔、膀胱、尿道、耻骨联合下缘；后——子宫直肠隔、直肠、尾骨。

3．阴道穹窿

为阴道壁与子宫颈之间的环行间隙，分前、后、两侧四部。

（九）女性尿道

在耻骨联合与阴道前壁之间；特点：短宽直。

思考题

1．复习总结

回顾盆筋膜间隙、盆部动脉，盆腔主要器官的位置、毗邻、形态和血供等理论知识，画出子宫、膀胱的简图。

2．案例分析

案例1　患者女性，38岁，务农。简要病史：结婚15年，有两次分娩史。因第一个小孩患先天性疾病，于1年前生产了第二个孩子。分娩时因胎位不正，造成产程较长，大约在4小时之后在医生的帮助下勉强将胎儿娩出。生产后因家里缺乏劳力，很快就下地劳动。大约在生产后2个月呼吸道感染，咳嗽，约1个月后方痊愈。产后一直有腰酸和下腹下坠感，并在行走和劳累时加重。近一个多月病情加重，久站、咳嗽、排便或劳动时自觉有块物脱入阴道，卧床休息后消失。随着病情的进展，脱出块物逐渐增大，并且不再自动回缩，必须用手推纳，最后，甚至一站起来就脱出。此外伴有尿频、排尿困难和月经过多等症状。检查所见：在阴道口处可见子宫颈，有轻度感染或溃烂，创面有少量血性脓样液体，子宫大小正常，可向上还纳，但患者稍用力即脱出。产科会阴处可见缝合的痕迹。

分析：

（1）这是什么病症？

（2）造成疾患的因素是什么？哪些结构的损伤或羸弱是此疾患的关键？

（3）根据阴道的毗邻关系，若分娩时胎儿在阴道内停留时间过长，有可能导致其他什么疾病？

案例 2　患者女性,29 岁。简要病史:于 2000 年 11 月 5 日急诊入院,入院前 2 小时出现下腹剧痛,伴头晕、恶心。平素月经规律,无痛经,末次月经时间为 9 月 17 日。从 10 月 20 日开始,阴道有不规则出血,量较少,色暗且淋漓不净,以为是月经未予重视。近 4 天来常感头晕、乏力及下腹痛,2 天前曾到某中医门诊诊治,服中药调经后阴道出血量增多,但仍少于平时月经量。今晨上班和下午 2 时有 2 次突感下腹剧痛,下坠,头晕并昏倒。25 岁结婚,孕 2 产 1,末次生产在 4 年前,带环 3 年。查体所见:T 36 ℃,P 102 次/分,BP 80/50 mmHg,急性病容,面色苍白,出冷汗,可平卧。心肺无异常。外阴有血迹,阴道无异常,宫颈光滑,子宫前位,正常大小,稍软,可活动,轻度压痛,子宫左后方可触及 8 cm×6 cm×6 cm 不规则包块,压痛明显,右侧正常。阴道后穹隆略饱满,光照有暗红色反光。B 超可见宫内避孕环,子宫左后有 7.8 cm×6.6 cm 囊性包块,子宫膀胱陷凹有液性暗区。

分析:

(1) 这是什么病症?

(2) 诊断的依据是什么?

(3) 如果需要进一步确诊,进行什么操作即可确定?

实验十五　会阴的解剖

一、了解部分

（1）肛门外括约肌的分部。
（2）阴茎的血管和神经支配；睾丸、附睾的结构。
（3）女性外生殖器。

二、理解部分

（1）会阴的概念。
（2）肛管直肠环的临床应用。阴部神经阻滞的临床应用。
（3）阴茎、阴囊的结构层次。睾丸、精索的被膜形成。睾丸鞘膜腔的形成及临床应用。
（4）男性尿道断裂与尿液外渗的应用解剖。
（5）会阴中心腱的概念及临床应用。

三、掌握部分

（1）尿生殖三角、肛三角的定义；坐骨肛门窝的境界和内容；阴部神经、阴部内动脉的行程、分支分布概况；肛管直肠环的定义。
（2）男性尿道的分部、狭窄、扩大及弯曲。
（3）睾丸、精索的被膜层次；输精管的分部、行程，绝育结扎部位。
（4）男性、女性尿生殖三角的层次结构；会阴浅隙、会阴深隙的境界和内容。
（5）能够熟练应用下列专业英语词汇：penis（阴茎）；scrotum（阴囊）；testis（睾丸）；dartos coat（肉膜）；epididymis（附睾）；tunica vaginalis（睾丸鞘膜）；ductus deferens（输精管）；vaginal vestibule（阴道前庭）；greater vestibular gland（前庭大腺）；perineum（会阴）；urogenital triangle（尿生殖三角）；perineal body（会阴体）；superficial perineal space（会阴浅隙）；deep perineal space（会阴深隙）；anal triangle（肛三角）；urogenital diaphragm（尿生殖膈）；ischioanal fossa （坐骨直肠窝）；pudendal canal or Alcock' canal（阴部管，或Alcock's 管）。

四、重点与难点

(一) 重点

(1) 尿生殖三角。
(2) 男性尿道,输精管,精索、睾丸被膜。
(3) 会阴浅隙、会阴深隙。
(4) 肛三角,坐骨肛门窝,肛管直肠环。

(二) 难点

阴部管的形成,尿生殖三角的层次结构。

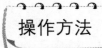

操作方法

一、解剖阴茎

1. 皮肤切口

从耻骨联合前方沿正中线向阴茎背作纵切口至**包皮**,阴茎皮肤薄,切口不宜过深。

2. 剖查浅筋膜和阴茎背浅静脉

向两侧剥离皮片,观察阴茎浅筋膜包裹阴茎,并向上与腹壁浅筋膜膜层相延续。游离出浅筋膜内的**阴茎背浅静脉**,追踪至它汇入股部浅静脉。

3. 剖查深筋膜

沿皮肤切口切开浅筋膜并翻向两侧,观察阴茎深筋膜包裹阴茎的**三条海绵体**,并向上连于阴茎悬韧带。

4. 剖查阴茎背深静脉、阴茎背动脉和神经

同样沿皮肤切口切开深筋膜并翻向两侧,寻找阴茎背面正中线上的**阴茎背深静脉**,以及两侧的**阴茎背动脉和神经**。追踪阴茎背深静脉到它通过耻骨弓状韧带与会阴横韧带之间的间隙进入盆腔。同时证实血管神经的深面为包裹海绵体的白膜。

5. 横断阴茎体

在阴茎体的中分,横行切断阴茎的三条海绵体,留尿道面的皮肤连接两端阴茎。在横断面上观察白膜、海绵样结构和尿道。将近侧端的尿道海绵体从阴茎海绵体上分离,证实两阴茎海绵体被阴茎中隔紧密连接,不能分离。

二、解剖阴囊

1. 切开皮肤和肉膜

自**腹股沟浅环**向下,沿**阴囊**前外侧纵行切至阴囊底部,同时切开皮肤和肉膜,证实皮肤与肉膜紧密连接,不易分离。将皮肤和肉膜翻向切口两侧,用刀柄沿肉膜的深面向正中线探察其发出的**阴囊中隔**。

2．解剖精索及被膜

依相同切口由浅入深依次切开精索的被膜：**精索外筋膜、提睾肌及其筋膜和精索内筋膜**，复习精索被膜与腹前壁的层次关系。分离查证精索的组成结构：**输精管、蔓状静脉丛、睾丸血管和神经**等。触摸输精管，其质地坚硬。

3．剖查睾丸鞘膜腔

纵行切开**鞘膜的壁层**，观察鞘膜的壁层和**脏层**，以及两层间的**鞘膜腔**，用手指探查证实两层在睾丸后缘相移行。

4．观察

睾丸和**附睾**的位置和形态。

三、正中矢状切开盆会阴

1．划线

平分盆部和会阴，用刀背在膀胱、直肠、女尸子宫和骨盆的正中划线。

2．切开外阴

用粗细适当的金属探针自尿道外口插入尿道至膀胱内，标志阴茎和男、女性尿道的正中线。

3．锯开骨盆

沿正中线锯开盆部、会阴、阴囊和阴茎。清洗直肠和膀胱。

4．观察尿道

在尸体的正中矢状面上辨认男性尿道的**分部、狭窄、膨大和弯曲**；女性尿道的毗邻关系。

四、解剖肛门三角

1．皮肤切口

沿肛门做弧形切开周围皮肤，从坐骨结节向内横行切开皮肤至锯断面，剥离坐骨结节连线后的残余皮肤。

2．剖查坐骨肛门窝的血管和神经

钝性清除肛门外、坐骨结节内侧的脂肪组织，显露坐骨肛门窝，勿向前过多剥离，以免破坏尿生殖三角结构。分离出横过此窝的**肛血管和肛神经**，追踪至肛门。

3．查找阴部内血管和阴部神经

在坐骨结节内侧面上方 2 cm 处，前后方向切开闭孔筋膜上的阴部管，分离出管内走行的**阴部内血管和阴部神经**。向后追踪至坐骨小孔，向前分离至它们发出**会阴和阴茎(蒂)支**。

4．清理坐骨肛门窝的境界

保留已解剖出的血管神经，进一步清理窝内的脂肪，显露窝的各壁、尖和前后隐窝，观察**肛提肌、尾骨肌**下面的**盆膈下筋膜**。

5．解剖肛门外括约肌

清除肛门外括约肌表面的筋膜，辨认其**皮下部、浅部和深部**，观察其前部纤维附于**会阴中心腱**的状况。

五、解剖尿生殖三角

1. 皮肤切口

沿阴囊（女性阴裂）做弧形切口，并清除会阴区残留皮肤和皮下脂肪，暴露**会阴浅筋膜**。

2. 解剖会阴浅筋膜

男尸从阴囊前外侧皮肤和肉膜切口处移出睾丸、附睾、精索和被膜。将手指或刀柄深入切口的深面，向外侧、前、后方探查会阴浅筋膜的附着和延续。女尸可将小指或刀柄从正中矢状锯断面伸入**会阴浅筋膜**深面进行探查。

3. 剖查会阴浅隙

在尿生殖区后缘横行切开**会阴浅筋膜**，将会阴浅筋膜翻向外侧，在坐骨结节内侧分离出**阴部内血管**和**阴部神经**发出的**会阴血管**和**神经**，追踪它们的分支至阴囊（唇）。

清除会阴浅隙内的结缔组织，显露覆盖两侧的**坐骨海绵体肌**、正中线上的**球海绵体肌**和后方的**会阴浅横肌**。剥离**坐骨海绵体肌**和**球海绵体肌**暴露**阴茎（蒂）脚**和**尿道球（前庭球和前庭大腺）**。在尿生殖三角的后缘中点清理**会阴中心腱**，观察附着此处的肌。

4. 显露尿生殖膈下筋膜

将尿道球（前庭球和前庭大腺）自附着处清除，将两阴茎（蒂）脚附着处切断。翻起时注意观察**阴茎（蒂）深血管**自深面进入阴茎（蒂）海绵体。清除会阴浅横肌后，显露深面的**尿生殖膈下筋膜**。

5. 剖查会阴深隙结构

沿尿生殖膈下筋膜的后缘和前缘切开筋膜，翻筋膜向外。清理后份的**会阴深横肌**和前份的**尿道括约肌**（尿道阴道括约肌），由后向前清理阴茎（蒂）血管至其分出的**阴茎（蒂）背血管**和**阴茎（蒂）深血管**，在会阴深横肌浅面试着寻找**尿道球腺**。

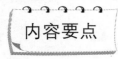

一、会阴的定义、境界、分区

（一）广义（解剖学）会阴

1. 定义

盆膈以下，封闭小骨盆下口的全部软组织。

2. 境界

前——耻骨联合下缘；后——尾骨尖；两侧——耻骨弓、坐骨结节、骶结节韧带。

3. 分区

尿生殖三角（泌尿、生殖管道开口）；肛三角（消化管开口）。

（二）狭义（产科）会阴

阴道前庭后端至肛门前缘之间的组织，内有会阴中心腱（体），分娩时需要保护。

二、肛三角

(一) 坐骨直肠窝

1. 境界

位于肛管两侧,略似尖朝下的锥形腔隙。内侧壁:下部为肛门外括约肌,上部为肛提肌、尾骨肌及盆膈下筋膜;外侧壁:下部为坐骨结节内侧面,上部为闭孔内肌、闭孔筋膜及深会阴筋膜;前壁:会阴浅横肌及尿生殖膈;后壁:臀大肌下缘及其筋膜和深部的骶结节韧带;尖:盆膈下筋膜与闭孔筋膜汇合而成;窝底:肛门两侧浅筋膜及皮肤。

2. 内容

大量脂肪,肛门血管神经。

(二) 阴部管

又称 Alcock 管。坐骨结节附近闭孔内肌筋膜下,有阴部神经和阴部内血管穿行。

三、尿生殖三角

(一) 层次

皮肤→浅筋膜脂肪层→浅筋膜膜性层(Colles 筋膜)→会阴浅隙→尿生殖膈下筋膜→尿生殖三角肌(会阴深横肌)→尿生殖膈上筋膜。

(二) 会阴浅隙(袋)

1. 位置

位于 Colles 筋膜与尿生殖膈下筋膜之间。

2. 内容

男性:阴茎海绵体、坐骨海绵体肌、尿道海绵体(尿道球)、球海绵体肌、会阴浅横肌、阴囊血管神经。

女性:会阴浅横肌、球海绵体肌、前庭球、前庭大腺、尿道、阴道、阴唇血管神经等。

3. 交通

两侧和后面封闭;向前上开放,与阴囊、阴茎和腹壁相通。

(三) 会阴深隙

1. 位置

尿生殖膈上、下筋膜之间,为密闭间隙。

2. 内容

会阴深横肌、尿道括约肌(尿道阴道括约肌);尿道球腺(男)阴茎(蒂)血管。

3. 交通

封闭。

(四) 尿生殖三角的器官

1. 阴茎

分为头、体、根三部;由皮肤、浅筋膜、深筋膜、海绵体(1 对阴茎海绵体、1 条尿道海绵体)构成。

2. 男性尿道

(1) 分部:三部。前列腺部——有射精管和前列腺管开口;膜部——被尿道括约肌环绕;海绵体部(位于尿道球的一段称球部尿道)。

(2) 狭窄、扩大、弯曲:

3 个狭窄:尿道内口、尿道膜部、尿道外口。

3 个扩大:尿道前列腺部、尿道球部、舟状窝。

2 个弯曲:耻骨下弯——凹向下,固定;耻骨前弯——凸向上,可动。

3. 阴囊

(1) 构造:皮肤 + 肉膜(可调节阴囊的温度)。

(2) 功能:容纳睾丸和附睾等生殖器官,保持囊内温度较体温低 3 ℃左右,使精子能正常发育。

4. 睾丸

(1) 形态:两端、两面、两缘。

(2) 构造:支架结构(白膜、睾丸小隔、睾丸纵隔)+ 睾丸小叶(2～4 条精细小管 + 睾丸间质)。

(3) 功能:精曲小管产生精子;间质细胞分泌睾丸酮(雄激素)。

(4) 睾丸鞘膜:浆膜,睾丸下降时带下的腹膜。分脏层和壁层。睾丸鞘膜脏层与壁层围成的浆膜腔称鞘膜腔,内有少量浆液。

5. 附睾

(1) 构造:白膜 + 1 条高度迂曲盘绕的附睾管。

(2) 位置:紧贴睾丸上端和后缘。

(3) 分部:头、体、尾。

(4) 功能:精子在此停留 7 天左右,进一步成熟(活化获能)。

6. 输精管

睾丸部、精索部(男性结扎术常用)、腹股沟部、盆部。

7. 女阴

女性外生殖器。

8. 阴道前庭

为两侧小阴唇之间的矢状裂隙。前上部有尿道外口;后下部有阴道口。

(五) 重要结构

会阴中心腱(体):位于产科会阴深面肛门与阴唇后联合之间。由盆底诸肌相互交织而成,对维持盆腔脏器正常位置有重要作用。

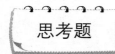

思考题

1. 总结复习

简述会阴的定义和分区;坐骨肛门窝境界、内容;阴部管位置、内容;会阴浅隙和深隙位置、交通;男性尿道;阴囊构造和功能;睾丸与睾丸鞘膜;附睾功能;输精管分部;阴道前庭的管道开口。

2. 案例分析

患者男性,20岁。主诉:约2小时前郊游爬山,攀爬树木照相时,不慎踩空骑跨于树杈上,出现会阴部疼痛、肿胀、尿道口滴血、排尿困难,急来医院就诊。检查所见:尿道口有血迹,阴囊根部处有明显压痛,阴囊和阴茎肿胀,腹壁下部亦有轻度疼痛。诊断性尿道插管无法将导尿管插入膀胱,在耻骨联合下方受阻。耻骨联合上方稍显膨隆,有明显波动感,叩诊为浊音。

分析:

(1) 这是什么病症?

(2) 诊断的依据是什么?

(3) 患者的股部为何不会肿胀?

实验十六　颈部浅层、颈前区和胸锁乳突肌区的解剖

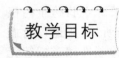
一、了解部分

（1）颈部的境界、分区及体表标志。

（2）颈筋膜间隙的位置。

（3）颏下三角的境界和主要内容；舌骨上肌群的位置和作用。

（4）颈外侧深淋巴结的位置及引流区；颈内静脉在颈部的属支；颈交感干的形成、位置及分支分布。

（5）舌骨下肌群的起止、作用；甲状腺的静脉和淋巴引流。甲状旁腺的位置。

二、理解部分

（1）浅筋膜的结构；颈筋膜的层次。

（2）下颌下三角的境界和主要内容。

（3）颈袢、颈动脉窦、颈动脉体的概念及临床应用。

（4）颈丛皮支及其应用解剖。

（5）舌骨下肌群的层次排列；甲状腺切除、气管切开的应用解剖。

三、掌握部分

（1）颈外静脉的行程。

（2）颈动脉三角的境界和主要内容。

（3）胸锁乳突肌的起止、作用及神经支配。

（4）颈动脉鞘的形成、内容及排列。

（5）颈总动脉、颈外动脉的行程、分支及分布概况。

（6）迷走神经在颈部的行程、主要分支及支配概况；舌下神经、副神经在颈部的行程及支配。

（7）肌三角的境界和主要内容。

（8）甲状腺的位置、外形分部、毗邻、血供动脉及与毗邻神经的位置关系。

（9）气管三角的境界，气管颈部的毗邻。

（10）能够熟练应用下列专业英语词汇：platysma（颈阔肌）；external jugular vein（颈外静脉）；lesser occipital nerve（枕小神经）；great auricular nerve（耳大神经）；supraclavicular nerve（锁骨上神经）；suprasternal space（胸骨上间隙）；pretracheal fascia（气管前间隙）；prevertebral fascia（椎前筋膜）；submandibular gland（下颌下腺）；facial artery（面动脉）；hypoglossal nerve（舌下神经）；sternocleidomastoid（胸锁乳突肌）；common carotid artery（颈总动脉）；external carotid artery（颈外动脉）；superior/inferior thyroid artery（甲状腺上、下动脉）；lingual artery（舌动脉）；superficial temporal artery（颞浅动脉）；maxillary artery（上颌动脉）；internal jugular vein（颈内动脉）；vagus nerve（迷走神经）；superior/inferior laryngeal nerve（喉上、下神经）；thyroid/parathyroid gland（甲状腺、甲状旁腺）；investing fascia（封套筋膜）；carotid sheath（颈鞘）；carotid triangle（颈动脉三角）；carotid sinus and carotid glomus（颈动脉窦及颈动脉球）；ansa cervicalis（颈袢）；cervical plexus（颈丛）；muscular triangle（肌三角）。

四、重点与难点

（一）重点

（1）颈外静脉。

（2）颈动脉三角；胸锁乳突肌；颈动脉鞘；颈总动脉、颈外动脉的行程和分支；迷走神经；舌下神经；副神经。

（3）肌三角。甲状腺的位置、形态和毗邻；气管颈部毗邻。

（二）难点

颈部筋膜和筋膜间隙；颈部神经的区分。

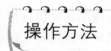

一、解剖颈前区

（一）尸位及切口

尸体取仰卧，位肩部垫高，使头部尽量后仰。作如下皮肤切口：

（1）正中切口：自下颌骨下缘的中点起，沿颈前正中线至胸骨**颈静脉切迹**中点。

（2）上横切口：自下颌骨下缘的中点起，沿下颌骨下缘及下颌支后缘至**乳突**根部。

（3）下横切口 自胸骨**颈静脉切迹**的中点起，沿锁骨至**肩峰**。因颈部皮肤较薄，故切口要浅，以免损伤深部结构。

（4）翻皮：自颈前正中线切口将皮片剥离翻向两侧，直至斜方肌前缘处，显露**颈阔肌**。

119

（二）解剖浅层结构

1. 解剖颈阔肌

观察**颈阔肌**的纤维走向和起止。该肌属**皮肌**，位于浅筋膜内。清除该肌浅面的筋膜，沿锁骨将其切断（不可切深），并向上翻起至下颌骨下缘。注意保留其深面的**浅静脉**和**皮神经**，勿一起翻起。

2. 解剖颈前静脉

在颈前正中线两侧浅筋膜内自上而下解剖**颈前静脉**，并追踪至穿入深筋膜处。该静脉附近有**颈前浅淋巴结**，观察后清除。

3. 解剖颈外静脉

自下颌角后方向下，沿胸锁乳突肌表面解剖出**颈外静脉**，追踪至其下端在锁骨上方穿入深筋膜处。此静脉附近有**颈外侧浅淋巴结**，观察后清除。

4. 解剖颈丛皮支

在胸锁乳突肌后缘中点附近的浅筋膜内，向前、向上及向下寻找由此潜出的**颈丛皮支**：**颈横神经**越胸锁乳突肌表面至颈前；**耳大神经**沿该肌表面上行至耳郭附近；**枕小神经**循该肌后缘向后上至枕部；**锁骨上神经**向外下方分为 3 支分布于颈外侧及胸、肩部。

5. 清除浅筋膜

保留上述**浅静脉**和**皮神经**，清除所有浅筋膜。修洁并观察颈筋膜浅层，即**封套筋膜**。此筋膜包被全颈，并形成**胸锁乳突肌鞘**、**斜方肌鞘**、**下颌下腺鞘**、**腮腺鞘**和**胸骨上间隙**。

（三）解剖深层结构

1. 解剖颈筋膜浅层及颈静脉弓

清除残留的浅筋膜，观察颈筋膜浅层。自胸骨颈静脉切迹上缘中点向上纵行切开该筋膜，显露**胸骨上间隙**，在该间隙内，解剖出连接左、右**颈前静脉**的**颈静脉弓**和间隙内的淋巴结。

2. 解剖胸锁乳突肌

沿胸锁乳突肌前缘稍后处纵行切开颈筋膜浅层，剥离至该肌后缘，显露胸锁乳突肌。切断该肌在胸骨柄和锁骨上的起点，翻向后上方，注意支配此肌的**副神经**及**颈外动脉**的分支在此肌上 1/3 深面进入该肌。副神经继续走向后下，进入颈外侧区，暂不追踪。

3. 解剖舌骨下肌群和颈袢

修洁舌骨下肌群，将胸锁乳突肌复原位，在该肌与**胸骨舌骨肌**和**肩胛舌骨肌**围成的三角内，找出**舌下神经降支**支配舌骨下肌群的肌支，沿肌支向上追踪**颈袢**至**颈动脉鞘**前壁。

4. 解剖颈动脉鞘

解剖沿颈动脉鞘排列的**颈外侧深淋巴结**，以肩胛舌骨肌中间腱分为上、下两群，即**颈外侧上深淋巴结**和**下深淋巴结**。观察后清除之，以显露颈动脉鞘。

（1）查找**颈袢**：沿颈动脉鞘前壁向上追踪来自**舌下神经**的**颈袢上根**，以及来自第 2、3 颈神经的**颈袢下根**。

（2）分离**颈内静脉及其属支**：纵行切开颈动脉鞘，可见颈内静脉位于颈总动脉及颈内动脉的外侧；分离颈内静脉的属支**面静脉**、**舌静脉**、**甲状腺上**、**中静脉**，分别清除之。

（3）分出**迷走神经**：在颈总动脉与颈内静脉之间用镊子分离筋膜，找出**迷走神经**，该神经位于动、静脉之间的后方;沿迷走神经前方仔细观察,找出**迷走神经的心支**。

（4）解剖**颈总动脉分叉结构**:修洁**颈总动脉**,该动脉约在甲状软骨上缘处分为**颈内动脉**和**颈外动脉**;颈外动脉初在颈内动脉前内侧,后转至其外侧。在分支处,注意观察颈总动脉末端和颈内动脉始部管壁膨大形成的**颈动脉窦**;在颈内、外动脉分支处后方,寻找**颈动脉小球**。

5. 解剖颈动脉三角

将胸锁乳突肌置于正常位置,确认此三角是由**胸锁乳突肌上份前缘、二腹肌后腹和肩胛舌骨肌上腹**围成。

（1）解剖**颈外动脉**在三角内的**分支**:于颈外动脉起点处寻找**甲状腺上动脉**,追踪其至甲状腺侧叶上端;在甲状腺上动脉起点上方解剖**舌动脉**,该动脉在舌骨大角上方行向前上,潜入口腔底。

（2）解剖**舌下神经**:修洁二腹肌后腹。于颈内、外动脉的浅面解剖出横行于二腹肌后腹下缘附近的**舌下神经**。该神经经二腹肌后腹深面进入**下颌下三角**。

6. 解剖下颌下三角

切开颈筋膜浅层显露下颌下腺。仔细寻找腺体浅面与下颌骨下缘之间的**下颌下淋巴结**,观察后清除之。在下颌下腺表面找出**面静脉**;在该腺与下颌骨之间找出**面动脉**,该动脉在舌动脉起点稍上起自**颈外动脉**,经二腹肌深面进入**下颌下三角**,追踪面动脉绕下颌骨下缘至面部。将下颌下腺翻向上,修洁**二腹肌后腹和茎突舌骨肌**,观察**下颌下三角**的境界。切断二腹肌前腹在下颌骨上的起点,将该肌腹翻向下外,修洁下颌下三角深面的**下颌舌骨肌**,并沿正中线及舌骨体切断该肌的附着点,将下颌舌骨肌翻向上,显露**舌骨舌肌**,并在该肌表面寻找**舌下神经**。在舌骨大角上方与舌下神经之间,寻找**舌动脉**,该动脉由舌骨舌肌后缘潜入其深面。在下颌下腺深部前缘,舌骨舌肌表面寻找**下颌下腺管**,并寻找舌神经及其下方的**下颌下神经节**。

7. 解剖颏下三角

清除颏下的颈筋膜浅层,寻找**颏下淋巴结**(1～3 个),观察后清除之。辨认**颏下三角**的境界,该三角由左、右两侧的**二腹肌前腹与舌骨体**围成,三角深面为**下颌舌骨肌**。

8. 解剖肌三角

肌三角由颈前正中线、胸锁乳突肌下份前缘和肩胛舌骨肌上腹围成。

（1）解剖**舌骨下肌群**:清除舌骨下肌群的筋膜,在胸骨柄上缘处切断**胸骨舌骨肌**,向上翻转至舌骨;修洁其深面的**胸骨甲状肌和甲状舌骨肌**,并于胸骨甲状肌的下端切断该肌,向上翻转至甲状软骨。

（2）解剖**甲状腺**:观察甲状腺及气管颈部表面的颈筋膜中层,即**气管前筋膜**。该筋膜包裹甲状腺形成**甲状腺鞘**,即**甲状腺假被膜**。观察甲状腺左、右侧叶的形状及**甲状腺峡**的位置,观察在甲状腺峡的上方是否有**锥状叶**。

（3）查找**甲状腺上血管及伴行神经**:在甲状腺侧叶的上极附近,找出**甲状腺上动、静脉**,并在其后方寻找与其伴行并走向环甲肌的**喉上神经外支**;在舌骨大角与甲状软骨间找出**喉上动脉**及与其伴行的**喉上神经内支**,追踪至穿入**甲状舌骨膜**处。

（4）查找**甲状腺下极血管**:在甲状腺峡下方的气管前间隙内,寻找**甲状腺最下动脉**,以及由**甲状腺下静脉**互相吻合形成的**甲状腺奇静脉丛**。

（5）查找**甲状腺中静脉**:在甲状腺侧叶外侧缘的中份找出**甲状腺中静脉**,追踪至颈内静脉,观察后切断。

(6) 解剖**甲状腺下动脉**与**喉返神经**:将甲状腺侧叶翻向内侧,显露侧叶后面,在甲状腺下极附近寻找**甲状腺下动脉**,该动脉来自**甲状颈干**,从甲状腺侧叶后面进入腺体;在环甲关节后方或食管与气管颈部之间的旁沟内找出**喉返神经**,注意观察该神经与甲状腺下动脉的**交叉关系**。

(7) 观察**甲状腺被囊**及其间隙:在甲状腺前面切开**甲状腺假被膜**,观察被覆于甲状腺实质表面的纤维囊,即**甲状腺真被膜**;注意观察在甲状腺侧叶后面,由假被膜增厚附于喉软骨和上位气管软骨上的**甲状腺悬韧带**,注意观察**喉返神经**与甲状腺悬韧带的关系。

(8) 寻找**甲状旁腺**:清除甲状腺鞘,在甲状腺侧叶后面上、下部的结缔组织中,或腺实质内寻找上、下甲状旁腺。

二、解剖胸锁乳突肌区

胸锁乳突肌区相当于该肌所在的区域。该区内主要解剖**椎动脉三角**及**前斜角肌**周围的结构。将胸锁乳突肌向上翻起,确认椎动脉三角的范围,即外侧为**前斜角肌**,内侧为**颈长肌**,尖为**第6颈椎横突前结节**,下界为**锁骨下动脉第1段**。

1. 解剖胸导管和右淋巴导管

于左侧**静脉角**或静脉角附近处寻找**胸导管**,其位于颈动脉鞘的深面、椎动脉的前方,自食管的后外侧走向前外方注入静脉角或静脉角附近的其他静脉;在右静脉角处寻找**右淋巴导管**,其长度仅约1cm。

2. 解剖迷走神经及喉返神经

在右侧,于颈内静脉与颈总动脉之间向下分离**迷走神经**至锁骨下动脉前方。向外牵拉神经干,分离出迷走神经的分支**右喉返神经**,绕锁骨下动脉下面、后面。在气管与食管之间的沟内上行,分支分布于喉肌。在左侧,向下追踪迷走神经,经颈总动脉与锁骨下动脉之间进入胸腔。

3. 解剖锁骨上淋巴结及膈神经

于肩胛舌骨肌下腹以下将颈筋膜浅层清除,可见筋膜深面是大量脂肪组织。清除脂肪组织时注意解剖、观察沿**颈横血管**排列的**锁骨上淋巴结**,其中位于左静脉角处的淋巴结又称**Virchow淋巴结**,注意寻找观察。

将脂肪组织及淋巴结清除,暴露椎前筋膜。透过该筋膜可见**前斜角肌**及走行于该肌表面的**膈神经**。向下追踪其进入胸腔。

4. 解剖甲状颈干

于颈内静脉根部上方结扎并切断该静脉,向上翻起。沿前斜角肌内侧解剖**甲状颈干**。它起自锁骨下动脉第1段,发出**甲状腺下动脉**、**肩胛上动脉**和**颈横动脉**3条分支。

5. 解剖椎动脉

用镊子向下牵拉**锁骨下动脉**,在甲状颈干内侧深面剥离**椎动脉**。该动脉起自**锁骨下动脉**,向上穿经上位6个**颈椎横突孔**,经枕骨大孔入颅腔。

6. 解剖胸廓内动脉

向上牵拉**锁骨下动脉**,在该动脉下壁、与椎动脉对应处寻找胸廓内动脉的起始端。

7. 解剖颈交感干

将**颈总动脉、颈内静脉**一起牵向外侧,把颈部器官推向内侧,于椎前肌浅面、椎体两旁,将椎前筋膜纵行剥离,找出**颈交感干**。沿交感干向上找出**颈上神经节**,在第 6 颈椎横突水平找出**颈中神经节**,在第 1 肋颈前方观察**颈下神经节**。此节可与第 1 胸交感神经节合成**星状神经节**,又称颈胸神经节。

内容要点

一、颈部概述

(一) 分区

两部、三区、六三角(抓住三块标志肌)。

(二) 颈前区层次

皮肤→浅筋膜(深面有颈阔肌)→颈深筋膜浅层(封套筋膜)→舌骨下肌群→气管前筋膜或甲状腺假被膜→气管颈部或甲状腺。

二、颈部筋膜及筋膜间隙

(一) 浅筋膜

1. 浅静脉

颈外静脉(构成、位置、应用)和颈前静脉。

2. 皮神经

颈丛的皮支:耳大神经、枕小神经、颈横神经、锁骨上神经(三组);颈丛皮支阻滞麻醉点:胸锁乳突肌后缘中点。

(二) 深筋膜

1. 层次

① 浅层(**封套筋膜**):由后向前——项韧带和 C7 椎棘突→包斜方肌和胸锁乳突肌→覆盖舌骨下肌群→颈白线;下——形成胸骨上间隙;上——形成腮腺鞘和下颌下腺鞘。② 中层(**颈脏器筋膜**):形成**甲状腺假被膜、气管前筋膜、颈动脉鞘**。③ 深层(**椎前筋膜**):覆盖脊柱和颈深肌群,向腋窝延续为**腋鞘**。

2. 间隙

① **气管前间隙**:气管与气管前筋膜之间;向下通**前纵隔**;内有头臂干、左头臂静脉、甲状腺奇静脉丛等。② **咽后间隙**:咽后壁与椎前筋膜之间;向下通**后纵隔**,内有脂肪、淋巴结。③ **椎前间隙**:椎前筋膜与脊柱和椎前肌之间;向外通腋窝,向下穿破椎前筋膜后可到**后纵隔**。

三、颈部肌

(一)颈浅肌

1. 颈阔肌
手术时注意缝合。

2. 胸锁乳突肌
要点：起止、作用、神经支配、伤后表现（斜颈：颈向对侧斜，面部转向同侧）。

(二)舌骨肌群

要点：**舌骨上肌群**、**舌骨下肌群**（名称、作用、神经支配）。

(三)颈深肌群

内侧群（长肌）、外侧群（**斜角肌**、**斜角肌间隙**）。

(四)斜角肌间隙

由前、中斜角肌和第1肋围成的三角形间隙，内有**臂丛**和**锁骨下动脉**穿过。

四、颈前区、胸锁乳突肌区的血管、淋巴结、神经

(一)颈总动脉

1. 起止
起于右自头臂干，左自主动脉弓；止于甲状软骨上缘平面。

2. 走行
胸锁乳突肌深面，颈动脉鞘内。

3. 体表投影
胸锁关节→下颌角与乳突尖连线中点（甲状软骨上缘平面以上为颈外动脉，以下为颈总动脉）。

4. 分支
颈内、外动脉。

5. 触压
环状软骨平面胸锁乳突肌前缘向后压向第6颈椎横突前结节。

(二)颈动脉鞘

颈筋膜向两侧扩展包绕颈总动脉、颈内动脉、静脉及迷走神经形成的筋膜鞘。鞘内三大结构呈倒"品"字形排列：动脉在外侧，静脉居内侧，神经位于两者之后。

(三)颈外动脉

1. 走行
颈动脉三角→下颌后窝内穿入腮腺→下颌颈平面分为颞浅动脉和上颌动脉。

2. 主要分支

甲状腺上动脉；面动脉（触压点：咬肌前缘与下颌骨体下缘相交处）；舌动脉；枕动脉；颞浅动脉（触压点：耳屏前方颧弓根部）；上颌动脉：脑膜中动脉（穿颅底入颅腔的部位）

（四）动脉感受器

1. 压力感受器

颈动脉窦和**主动脉窦**分别位于颈总动脉分叉处和颈内动脉起始处管壁内和主动脉弓管壁内；能感受血压变化的刺激，通过神经反射使心跳减慢、血压下降。

2. 化学感受器

颈动脉小体（球）和**主动脉小体**（球）分别位于颈总动脉分叉处外膜和主动脉弓下壁外膜中；能感受血液二氧化碳分压、氧分压、H^+浓度变化的刺激，通过神经反射地使呼吸加深加快。

（五）颈外侧深淋巴结

1. 收纳

头部、颈中上部组织器官的淋巴。

2. 输出管

汇合成颈干。

3. 位置

上组：颈内静脉中上段周围；下组：颈内静脉下段和锁骨下静脉周围。

（六）神经

1. 迷走神经

颈静脉孔出颅，行走于颈动脉鞘内，发出喉上神经、喉返神经等。

2. 副神经

颈静脉孔出颅；颅根→迷走神经→咽喉肌；脊髓根→胸锁乳突肌并经过肌深面→胸锁乳突肌后缘上、中 1/3 交点→枕三角封套筋膜深面→斜方肌前缘中、下 1/3 交点入肌。

3. 颈丛

（1）构成：第 1～4 颈神经前支。

（2）位置：胸锁乳突肌上部深面。

（3）分支分布：皮支；膈神经（走行、分布）。

4. 颈袢

第 1～3 颈神经前支构成；颈动脉鞘表面，分布于舌骨下肌群的三块肌。

5. 颈交感干

颈上、中、下神经节和节间支构成，椎前筋膜深面，颈椎横突前面，分支有上、中、下心支。

五、颈前区、胸锁乳突肌区的主要脏器

（一）下颌下腺

1. 位置

下颌下三角。

2. 毗邻

舌下神经、舌神经、下颌下神经节、面动脉等。

3. 导管

下颌下腺管,开口于**舌下阜**。

(二) 甲状腺

1. 形状

一峡两侧叶。

2. 位置

第 2~4 气管软骨环前面(峡);喉下部至第 6 气管软骨环侧面(侧叶)。

3. 毗邻

前——颈前区层次;后内——喉、气管、咽、食管、喉返神经;后外——颈动脉鞘、交感干;后缘——甲状旁腺、甲状腺下动脉。

4. 被膜

甲状腺鞘、甲状腺的韧带。

5. 甲状腺的动脉及与邻近的神经

甲状腺上动脉与喉上神经、甲状腺下动脉与喉返神经。

6. 功能

分泌甲状腺素和降钙素。

(三) 甲状旁腺

1. 位置

甲状腺侧叶后面(下甲状旁腺较稳定地位于甲状腺下动脉腺支附近)。

2. 功能

分泌甲状旁腺素,使血钙升高。

(四) 喉

颈前部中份,颈椎 3~6 前方,舌骨下方。

1. 喉软骨

甲状软骨:前角、上下角,**喉结**;**环状软骨**:弓、板,重要的骨性标志,平第 6 颈椎;**会厌软骨**:会厌的概念;**杓状软骨**。

2. 喉软骨间的连接

环杓关节——旋转;**环甲关节**——前倾、复位;**弹性圆锥**——**声韧带、声襞、环甲正中韧带(环甲膜);方形膜**——**前庭韧带、前庭襞**;甲状舌骨膜;环气管韧带。

3. 喉肌

按照功能分为 2 群控制声门裂大小和控制声带紧张度:从而实现控制发音强弱和调节音调高低。

4. 喉腔

喉前庭、喉中间腔、声门下腔;喉腔结构:**声门、喉室、声带**。

5. 血管神经

甲状腺上动脉、甲状腺下动脉；喉上神经、喉返神经。

（五）气管

1. 位置

食管前方，处于解剖学姿势时居中线。

2. 分部

气管颈部、气管胸部。

3. 气管颈部的毗邻

前——颈前区层次，**甲状腺峡**；后——**食管、喉返神经**；外侧——**甲状腺侧叶**；后外侧——**颈动脉鞘、交感干**。

思考题

1. 复习总结

（1）简述颈部三角、颈前区层次结构、颈肌、颈部动脉和静脉（内侧组纵行血管）。

（2）简述颈深淋巴结的位置、分组、收纳，掌握某些淋巴结的应用。

（3）简述迷走神经、副神经、膈神经、颈丛的有关知识；甲状腺、气管颈部的知识。

2. 案例分析

案例 1　患者男性，50 岁。主诉：今穿一立领冬服，因天气较冷，最上面的扣子也被扣上。上午约九点半左右低头批改文件时突然眩晕、虚脱、耳鸣，放弃工作后大约 5 分钟缓解，不放心前来医院就诊。平时颈部被刺激后亦有此情况发生。检查所见：神清。生命体征正常，颈部外观正常。用手刺激甲状软骨平面处的颈部时，患者有明显不适，此时测量 BP 82/60 mmHg，P 56 次/分。余无异常。

分析：

（1）这是什么病症？

（2）诊断的依据和解剖学知识解释是什么？

（3）如果刺激加重，患者可有何危险？

案例 2　患者女性，40 岁。主诉：脖子变粗约 2 年。近来脾气明显较以往急躁，爱发脾气，消瘦，同时自觉在休息亦气急，吞咽时自觉有梗阻感。检查所见：颈部可见明显增粗，在喉部可触及肿块，质软，表面有结节状，肿块右侧大于左侧，能随吞咽上下活动，听诊有轻微的血管杂音。右侧面部潮红无汗，眼睑略为下垂，吞钡 X 线检查可见食道右侧受压。

分析：

（1）这是什么病症？

（2）诊断的依据和解剖学知识解释是什么？

（3）如果施行手术，要注意什么？

实验十七　颈外侧区、颈根部的解剖

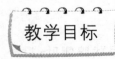

教学目标

一、了解部分

（1）枕三角的境界和主要内容。

（2）颈深肌的起止和作用。

（3）右淋巴导管的行程和淋巴引流范围。

二、理解部分

（1）锁骨上大窝的境界和主要内容；静脉角的概念；锁骨上淋巴结的位置及应用解剖。

（2）锁骨下静脉的行程与应用解剖。

（3）臂丛损伤的应用解剖。

（4）胸膜顶前方毗邻的结构及应用解剖。

三、掌握部分

（1）锁骨下动脉及其分支的行程，分布概况。

（2）斜角肌间隙的境界和内容；臂丛的组成和位置。

（3）前斜角肌的毗邻结构；膈神经在颈部的行程。

（4）椎动脉三角的境界及意义。

（5）胸导管在颈部的行程及淋巴引流范围。

（6）能够熟练应用下列专业英语词汇：subclavicular artery（锁骨下动脉）；scalenus anterior（前斜角肌）；vertebral artery（椎动脉）；thyrocervical trunk（甲状颈干）；transverse cervical artery（颈横动脉）；occipital triangle（枕三角）；scalene space（斜角肌间隙）；triangle of vertebral artery（椎动脉三角）。

四、重点与难点

(一) 重点

(1) 锁骨下动脉及分支。
(2) 斜角肌间隙;臂丛的组成和位置;膈神经。
(3) 椎动脉三角。

(二) 难点

前斜角肌毗邻的结构。

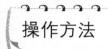
操作方法

一、解剖颈外侧区

1. 查看颈外侧区的境界

将胸锁乳突肌复位,**前界**为胸锁乳突肌后缘,**后界**为斜方肌前缘,**下界**为锁骨中 1/3 段。以肩胛舌骨肌下腹为界分为**枕三角**和**锁骨上三角**(图 17.1)。

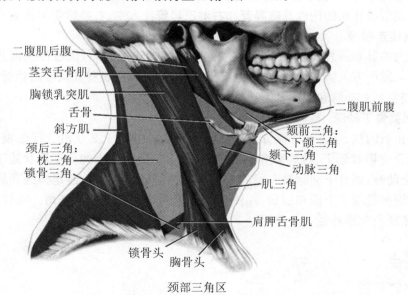

二腹肌后腹
茎突舌骨肌
胸锁乳突肌
舌骨
斜方肌
颈后三角:
　枕三角
　锁骨三角
锁骨头　胸骨头

二腹肌前腹
颏前三角:
　下颌三角
颏下三角
动脉三角
肌三角
肩胛舌骨肌

颈部三角区

图 17.1　颈部三角

2. 解剖副神经

自胸锁乳突肌后缘上、中 1/3 交界处向外下方切开颈筋膜浅层至斜方肌前缘中、下 1/3 交界处,在筋膜的深面寻找**副神经**;分离沿副神经排列的副神经淋巴结,观察后清除之。

3．解剖颈丛

清除颈外侧区内的颈筋膜浅层，将颈内静脉和颈总动脉牵向内侧，清理**颈丛各根**及其**分支**和颈**丛**深面的肩胛提肌和中斜角肌；追踪颈**丛**发出的**膈神经**向下经前斜角肌表面入胸腔。

4．解剖臂丛

在前、中斜角肌之间解剖出组成臂丛的 **5 个根**（$C_5 \sim T_1$ 的前支）和上、中、下 **3 个干**；观察臂丛经锁骨上三角深部和锁骨后方入腋窝。自臂丛的上干或上干的后股寻找**肩胛上神经**；自第 5 颈神经根寻找**肩胛背神经**，上述两条神经均向后至背部，暂不追踪；在臂**丛**与中斜角肌之间寻找发自第 5、6、7 颈神经根的**胸长神经**，该神经沿前锯肌上缘入腋腔。

5．解剖清理颈外侧区的肌肉

自下而上依次观察**中斜角肌**、**后斜角肌**、**肩胛提肌**和**夹肌**。

二、解剖颈根部

1．**截除锁骨离断胸锁关节**

在锁骨中、外 1/3 交界处锯断锁骨，紧贴其后面分离**锁骨下肌**，将断离锁骨摘除。

2．**解剖锁骨下静脉**

在前斜角肌下端与锁骨之间清理**锁骨下静脉**，观察其与**颈内静脉**汇合成**头臂静脉及静脉角**。

3．**观察静脉角和淋巴导管**

进一步观察静脉角的构成及**胸导管**和**右淋巴导管**注入左、右静脉角的情况。

4．**解剖迷走神经**

修洁颈内静脉和颈总动脉，在二者之间向下追踪**迷走神经**，右侧者经颈内静脉后方、锁骨下动脉第一段前方入胸腔，寻找在此处发出的**右喉返神经**，观察其勾绕**右锁骨下动脉**的情况；左侧者经左颈总动脉和左锁骨下动脉之间入胸腔。

5．**解剖锁骨下动脉**

在前斜角肌内侧、后方和外侧分别修洁**锁骨下动脉**的第 1、2、3 段。仔细观察锁骨下动脉第 1 段的分支**甲状颈干**、椎动脉和胸廓内动脉，追踪甲状颈干的分支**甲状腺下动脉**、**颈横动脉**、**肩胛上动脉**；锁骨下动脉第 1 段的前方有**颈内静脉**、椎静脉、迷走神经和膈神经跨过；右侧有**右喉返神经**绕其下面和后面；左侧有**胸导管**跨过其前方至**静脉角**。锁骨下动脉深面有肺尖、胸膜顶及交感神经。

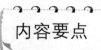

内容要点

一、颈外侧区横行的血管神经

胸—颈—上肢血管神经干。

（一）锁骨下动脉

1．起点

左自**主动脉弓**，右自**头臂干**。

2．止点

第 1 肋外侧缘移行为**锁骨下动脉**。

3．分段

以前斜角肌为界**分三段**（第 1 段：起始部至前斜角肌内侧，该段前方毗邻左、右不同，右侧为**迷走神经**，左侧为**膈神经**、**胸导管**；第 2 段：前斜角肌覆盖段，上邻<u>臂丛</u>，下邻胸膜顶；第 3 段：前斜角肌外侧至第 1 肋外侧缘，前下方邻**锁骨下静脉**，外上方邻**臂丛**）。

4．主要分支

椎动脉；**胸廓内动脉**；**甲状颈干**（甲状腺下动脉、颈横动脉、肩胛上动脉、颈升动脉）；**肋颈干**（颈深动脉、最上肋间动脉）。

（二）锁骨下静脉

与锁骨下动脉伴行，动脉第一段及第三段于锁骨下动脉前下方，第二段横行于前斜角肌浅面。

1．起点

自第 1 肋外侧缘续自**腋静脉**。

2．止点

胸锁关节后方与**颈内静脉**汇合形成**头臂静脉**。

3．收纳

颈外静脉和锁骨下动脉分支的伴行静脉。

4．静脉角

锁骨下静脉与**颈内静脉**汇合形成的夹角，左侧有**胸导管**汇入，右侧有**右淋巴导管**汇入。

（三）臂丛

1．组成

第 5～8 颈神经前支（根）→干→股→束。

2．位置

斜角肌间隙→锁骨中部后面→腋窝。锁骨上部分支：**肩胛背神经**、**肩胛上神经**、**胸长神经**。

（四）副神经

1．位置和走行

颈静脉孔出颅；**颅根**→迷走神经→咽喉肌；**脊髓根**→胸锁乳突肌并经过肌深面→胸锁乳突肌后缘上、中 1/3 交点→枕三角封套筋膜深面→斜方肌前缘中、下 1/3 交点入肌。

2．损伤

出颅处损伤→两肌瘫痪→斜颈、塌肩；枕三角处损伤→斜方肌瘫痪→塌肩。

二、颈根部纵行的血管神经

(一) 膈神经

1. 构成

第 3～5 颈神经前支。

2. 颈部位置和毗邻

前斜角肌浅面,椎前筋膜深面;前方有胸锁乳突肌、肩胛舌骨肌中间腱、颈内静脉、颈横动脉、肩胛上动脉,内侧有颈升动脉上行(甲状颈干分支)。

(二) 动脉

锁骨下动脉第一段的三大分支:

1. 椎动脉

锁骨下动脉第 1 段上壁发出,沿前斜角肌内侧上行于胸膜顶前面,穿经上位 6 个颈椎横突孔,经枕骨大孔入颅,分布于脑和内耳。

2. 胸廓内动脉

与椎动脉起始处相对侧发出,沿胸膜顶前方下行,经锁骨下静脉后方入胸腔,沿第 1～6 肋软骨后面下降,约在第 6 肋软骨分为两终支。

3. 甲状颈干

椎动脉起始处稍外侧发出,行于椎前筋膜与前斜角肌之间,分**颈横动脉**、**肩胛上动脉**、**甲状腺下动脉**、**颈深动脉**四支。

三、淋巴导管

(一) 右淋巴导管

右淋巴导管长约 1 cm。

1. 构成

右颈干、右锁骨下干、右支气管纵隔干汇合形成。

2. 位置和注入

位于右静脉角附近,注入**右静脉角**。

(二) 胸导管颈部

1. 走行和注入

沿食管左侧出胸腔上口至颈部,平第 7 颈椎高度,形成胸导管弓,注入**左静脉角**,其前方为颈动脉鞘;后方为椎动、静脉,颈交感干、甲状颈干、膈神经、锁骨下动脉,在左侧胸膜顶与同侧颈动脉鞘之间,注入左颈静脉角。

2. 颈部收纳

左颈干、锁骨下干、支气管纵隔干。

四、颈根部重要脏器

（一）胸膜顶和肺尖

胸膜顶为覆盖肺尖的壁胸膜，与肺尖一道突入颈根部，高出锁骨内侧 1/3 上缘 2～3 cm。**胸膜顶**上方被自第 7 颈椎横突、第 1 肋颈和第 1 胸椎体连至胸膜顶的筋膜，即 Sibson 筋膜（胸膜上膜）悬吊固定。

1. 体表投影

锁骨内侧 1/3 上缘上方 2～3 cm。

2. 毗邻

前——锁骨下动脉及其分支、前斜角肌、迷走神经、膈神经、锁骨下静脉、胸导管（左侧）；后——颈交感干、星状神经节等；外侧——臂丛、中斜角肌；内侧——气管、头臂静脉等。

（二）喉和气管

参见颈前区和胸锁乳突肌区的重要脏器。

（三）食管

1. 分部

分为**颈部、胸部、腹部**三部。

2. 颈部食管的位置和毗邻

环状软骨、第六颈椎下缘段至颈静脉切迹段，前邻气管，后邻颈长肌、脊柱颈段，两侧邻甲状腺侧叶、颈动脉鞘及内容，后外侧隔椎前筋膜与颈交感干相邻。

五、颈外侧区和颈根部重要局部

（一）斜角肌间隙

1. 境界

下界为第一肋，前界为前斜角肌，后界为中斜角肌。

2. 内容物

有臂丛、锁骨下动脉等穿过。

（二）椎动脉三角

1. 境界

外侧界为前斜角肌，内侧界为颈长肌，下界底为锁骨下动脉第 1 段，尖为第 6 颈椎横突前结节。

2. 内容

椎动、静脉，颈交感干、甲状腺下动脉、颈胸神经节。

（三）枕三角（肩胛舌骨肌斜方肌三角）

1. 境界

位于**胸锁乳突肌后缘**、**斜方肌前缘**与**肩胛舌骨肌下腹上缘**之间，顶由浅入深为皮肤、浅筋膜、颈深筋膜浅层；底为椎前筋膜及覆盖于前、中、后斜角肌，头夹肌及肩胛提肌的筋膜。

2. 内容物

副神经（从颈静脉孔出颅，二腹肌深面，颈内静脉前外侧，在胸锁乳突肌上部前缘穿入该肌，主干在胸锁乳突肌后缘上、中 1/3 交点处入枕三角，该处有枕小神经勾绕，为确定副神经标志，在肩胛提肌表面，位置表浅，并在斜方肌前缘中、下 1/3 交界处进入该肌深面）。

思考题

1. 复习总结

（1）简述副神经、膈神经、静脉角、锁骨下动脉及其分支、淋巴导管等知识。

（2）简述胸膜顶、肺尖的位置和毗邻。

（3）简述斜角肌间隙和椎动脉三角的境界和内容。

2. 思考题

颈部臂丛损伤，分上干型和下干型两类，各有何表现？请根据臂丛的组成、分支分布等知识作出形态学分析。

3. 案例分析

患者男性，37 岁。简要病史：2 个月前因呼吸道急性梗阻行气管切开术抢救。出院后逐渐出现进食和饮水呛咳。有时可咳出饭粒。今天进食时又有异物坠入呼吸道，导致呼吸困难入院。查体所见：患者气促，颈部三凹征明显，右肺可听到明显喘鸣音。支气管镜检查可见在声门下方 5～6 cm 处气管后壁有一约 2 cm 瘘口，再向下可见右肺下叶支气管内有食物坠入。遂将异物取出并缝合气管瘘口。

分析：

（1）这是什么病症？

（2）发生的原因是什么？

（3）若施行气管切开术和支气管镜术，要注意什么？

实验十八　头面部浅层结构的解剖

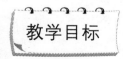
教学目标

一、了解部分

（1）脑颅、面颅的组成；下颌骨的分部及结构。颅顶骨的特点及缝。

（2）面部表情肌的位置层次；三叉神经的分支眶上神经、眶下神经、颏神经的浅出点、分布及伴行血管。

（3）腮腺咬肌筋膜的位置；下颌后静脉的行程。

（4）额顶枕颞区的血管神经和淋巴引流；颞筋膜的特点。

二、理解部分

（1）骨性鼻腔、骨性口腔的组成及结构；鼻旁窦的位置。

（2）面静脉与颅内静脉的交通路径。

（3）腮腺床的概念；穿经腮腺的血管神经。

（4）头皮的定义，头皮受损的应用解剖；帽状腱膜的概念。

三、掌握部分

（1）颞下颌关节的结构特点和运动；颞窝、颞下窝的位置。

（2）面动脉的行程、分布概况及触脉部位；面静脉的特点与危险三角。

（3）腮腺的位置，导管的行程及开口。

（4）面神经在颅外分支，支配的主要表情肌（眼轮匝肌、口轮匝肌、颊肌及额枕肌）及其作用。

（5）咬肌、颞肌的起止、作用和神经支配。

（6）头皮的层次，各层次的主要特点。

（7）能够熟练应用下列专业英语词汇：temporal fossa（颞窝）；infratemporal fossa（颞下窝）；pterion（翼点）；mandible（下颌骨）；temporomandibular joint（颞下颌关节）；parotid gland（腮腺）；masseter（咬肌）；temporalis（颞肌）；epicranial aponeurosis（帽状腱膜）。

四、重点与难点

(一) 重点

(1) 颞下颌关节。
(2) 面动脉的行程;面静脉的特点。
(3) 腮腺的位置、导管的开口。
(4) 面神经颅外分支及主要支配。
(5) 头皮的层次特点。
(6) 咬肌、颞肌的起止、作用。

(二) 难点

腮腺毗邻的血管神经;头皮层次。

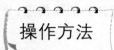

一、面部解剖

(一) 尸位及切口

尸体取仰卧位,肩部垫高,使头部后仰。作如下皮肤切口:
(1) **面正中切口**:自颅顶正中向前下经鼻背、人中至下颌体下缘作一正中切口。
(2) **平眼裂横切口**:自鼻根中点向外到眼内眦,再沿睑裂两缘到眼外眦,并继续向外到耳前作一横切口。
(3) **鼻孔环切口**:在鼻孔和口裂周围各作一环形切口。
(4) **面颈交界横切口**:沿下颌体下缘至下颌角,再到乳突尖作一横切口。
因面部皮肤较薄,故各切口不要过深。将眼裂下方的皮片向外翻至耳廓根部,上方的皮片翻向上。在翻皮片时要细心,刀刃应向皮面,尽量使深面的肌少受损伤。

(二) 层次解剖

1. 解剖面肌
(1) 在眼内眦处摸认睑内侧韧带(拉眼睑向外时紧张),然后修洁**眼轮匝肌**的眶部,再修洁睑部。睑部的肌纤维色淡而薄,修洁时要小心,不要当作脂肪除去。
(2) 修洁**口轮匝肌**,注意不要切掉与口轮匝肌交织的其他肌。
(3) 在前额修洁**枕额肌**的额腹(即**额肌**),刀刃应与肌纤维平行。在额腹的内侧缘,找出下降到鼻背的**降眉肌**。
(4) 在鼻外侧的上部找出**鼻翼肌**,追踪到鼻翼和上唇,注意不要损伤在它浅面的**面静脉**。在鼻上半部靠眼内角处找出**滑车下神经**,鼻下半部找出**鼻外神经**。

（5）追踪面静脉到颧大肌深面，修洁**提上唇肌**，**颧小肌**和**颧大肌**。

（6）追踪**颈阔肌**，可见其后部纤维向前弯向口角，即**笑肌**。在口角下方，辨认并修洁**降口角肌**和它前面的**降下唇肌**。

2. 解剖腮腺区

（1）紧靠耳廓前面，自颧弓到下颌角切开腮腺表面的**腮腺咬肌筋膜**，向前、上、下三个方向逐渐翻起除去，修洁时可能见到一些小的淋巴结即**腮腺淋巴结**。

（2）先在腮腺前缘、颧弓下方约一横指宽处找到**腮腺管**，追踪到咬肌前缘，在腮腺管上方寻找副腮腺（一小部分分离的腮腺）、**面横血管**和**面神经额支**（有上、下两支）；在腮腺的上端找出**颞浅动脉和静脉**，并在血管的后方找出**耳颞神经**，在血管的前方找出**面神经的颞支**。

（3）在腮腺管下方寻找**面神经的颊支和下颌缘支**；在腮腺的下端找出面神经的**颈支**和**下颌后静脉**的前支和后支。观察在腮腺上、前、下三方面的结构，依次为：① **耳颞神经**；② **颞浅血管**；③ **面神经颞支**；④ **面横血管**；⑤ **面神经额支**；⑥ **腮腺导管**；⑦ **面神经颊支**；⑧ **面神经下颌缘支**；⑨ **面神经颈支**；⑩ **下颌后静脉前支及后支**。

（4）解剖**面神经、颈外动脉和颞浅动脉**，并观察其在腮腺内的排列。

① 追踪面神经各支到进入面肌处，同时找出附近的穿颞筋膜出来的**颧颞神经**。

② 追踪额支，翻开眼轮匝肌外侧份，寻找穿出颧骨的**颧面神经**。将颧大肌、颧小肌和提上唇肌从起点分离向下翻开，修洁**面动**、**静脉**及其分支和属支。注意找到**面深静脉**，它由面静脉越过颊肌分出，向后穿过脂肪到咬肌的深面。

③ 小心去掉咬肌前缘深面的**颊脂体**，追踪面神经的**颊支到颊肌**，找出与颊支有吻合的颊神经，修洁颊神经并向后追踪到下颌支前缘。

④ 追踪面神经**下颌缘支**到降口角肌深面。

⑤ 修洁提口角肌和颊肌，注意不要损伤颊神经。追踪**腮腺导管**到穿入颊肌处，在其附近可看到几个小的很像淋巴结的**臼齿腺**。

⑥ 细心除去腮腺浅部，向后追踪**面神经各支**至其本干，同时寻找**耳大神经与耳颞神经**之间的交通支；继续追踪面神经干到茎乳孔，并找出面神经干进入腮腺以前发出的分支：**耳后神经**及分布到二腹肌后腹和茎突舌骨肌的肌支。

⑦ 除去腮腺实质，找出并修洁**下颌后静脉**、**颈外动脉**及其分支。

⑧ 在面神经进入腮腺处切断面神经，向前翻起。除去下颌后静脉，在耳后动脉起点之上方切断颈外动脉，向上翻开。除去余下的腮腺实质，修洁腮腺周围的结构。

3. 观察面动脉与面静脉的局部位置

在咬肌前缘与下颌支交点处找到面动脉，追踪并修洁其分支，逐一观察。在动脉的后方，解剖观察与之伴行的面静脉及其属支。

4. 解剖眶上神经、眶下神经、颏神经

（1）解剖穿出额肌纤维的**滑车上神经和血管**以及**眶上神经和血管**，前者在眶上缘内侧部的上方距正中线约一横指宽处，后者常有两支，位于较外侧。

（2）翻开眼轮匝肌下内侧份，寻找穿出**眶下孔**的**眶下神经和血管**，修洁它们的分支。

（3）切断并向下翻起降口角肌，找出由颏孔穿出的**颏神经**。

5. 解剖咬肌

修洁咬肌并观察其起止、形态，向前翻起其后缘上部，寻找进入咬肌的神经和血管。

6. 解剖颞肌及颞下颌关节

(1) 修洁颞筋膜,在颧弓上方纵行切开,可见此筋膜向下分为两层,浅层附着于颧弓上缘,深层在颧弓深面与咬肌深面筋膜相续,沿颧弓上缘切断浅层筋膜,用刀柄检查深层筋膜延续情况,然后去掉此层筋膜,注意保存**颧颞神经**和**颞中动脉**。

(2) 分别在颧弓最前端和紧靠关节结节的前方锯断颧弓,然后将颧弓连带咬肌边剥离边向下翻至下颌角,翻开过程中,必须切断到咬肌的神经和血管(可带上一小块肌,以便以后辨认)以及由颞肌加入到咬肌的纤维。

(3) 修洁**颞肌**,观察其起止、形态;在颞肌下部的深而找出向前下行走的**颊神经**(有时穿过颞肌),将它自颞肌分离,注意加以保护。然后自下颌切迹中点到下颌支前缘与下颌体交界处斜断冠突;将冠突和颞肌向上翻,用刀柄使颞肌与颞窝下部的骨分离,以显露**颞深神经和颞深动脉**,以及穿入颞筋膜和颞肌深面的**颞中动脉**;追踪颧颞神经至其穿出额骨颞面的小孔。

(4) 修洁**颞下颌关节**的关节囊,观察**颞下颌韧带**,然后除去颞下颌韧带,观察关节盘和关节腔的形态。

7. 解剖面侧深区(颞下窝和舌下区)

用刀柄自下颌颈和下颌支后缘的深面插入,使下颌颈和下颌支与深面的软组织分离,刀柄向下移动,受阻处就是下牙槽神经和血管穿入下颌孔之处。用骨剪剪断下颌颈,并紧靠下颌孔上方水平锯断下颌支,将此段骨片去掉,小心除去脂肪纤维组织,露出深面的肌、血管和神经。依次找出并修洁下列结构:

(1) 在下颌孔处找到**下牙槽神经**和**下牙槽动脉**,向上追踪至翼外肌下缘;在下牙槽神经进入下颌孔的稍上方,寻找它发出的细小的**下颌舌骨肌神经**。下牙槽神经和动脉的内面有一薄膜状的小带(自翼外肌下缘露出附着于下颌小舌),即**蝶下颌韧带**。

(2) 在下牙槽神经的前方,翼内肌表面找出**舌神经**。

(3) 追踪颊神经到翼外肌两头之间,**颞深神经**和**咬肌神经**到翼外肌上缘。

(4) 修洁位于翼外肌表面的**上颌动脉**及其分支。有时上颌动脉位于翼外肌深面,待以后再解剖。在修洁过程中会遇到一些小静脉交织成网,此即**翼静脉丛**,可除掉。翼静脉丛向后下汇合成1~2支较大的**上颌静脉**。

(5) 修洁**翼外肌**和**翼内肌**已暴露的部分,观察它们的起止和形态。

8. 解剖面侧深区浅部

(1) 除去颞下颌关节盘、下颌头及翼外肌,注意勿损伤**耳颞神经**、**上颌动脉**和深面其他结构。

(2) 修洁**下颌神经**及其**分支**,拉舌神经向前,找出加入其后缘的**鼓索神经**。凿开下颌管,追踪**下牙槽神经**到**齿根**和**颏孔**。

(3) 修洁**上颌动脉**第1段,找出它的分支。追踪**脑膜中动脉**到棘孔,观察**耳颞神经**两根包绕脑膜中动脉的情况,追踪修洁耳颞神经。

(4) 扭转**下颌神经干**(必要时可以切断翻开),试寻找位于其深面的**耳节**和连于耳节的小支。

9. 解剖面侧深区深部

(1) 用骨凿和咬骨钳除去由圆孔到棘孔连线外侧的蝶骨大翼前外侧部,打开翼腭窝的后壁和颞下窝的顶,注意保留圆孔和棘孔,不要损伤其下面的软组织。

（2）自圆孔前方仔细分离**上颌神经**，在上颌神经干的下方寻找**翼腭神经节**和与翼腭神经节相连的**翼腭神经**（神经节支）。向前追踪上颌神经，找出它分出的**额神经**、**上牙槽后神经**及其延续的**眶下神经**。上牙槽后神经一般分为两支，在上颌结节附近穿入上颌骨内。额神经经眶下裂入眶，分为两支，在眶外侧壁和底交界处穿入额骨。**眶下神经**经眶下裂入眶，再经眶下沟，眶下管，由眶下孔穿出。

（3）追踪**上颌动脉**第 3 段和它的分支。这些分支都与**上颌神经**的分支伴行。

10. 解剖舌下间隙的内容

（1）使头部尽量后仰，沿下颌骨下缘切断面动脉、面静脉和二腹肌前腹，将下颌骨尽量向上翻，用钩固定。如果结构太硬，下颌骨向上拉开不够充分，可以在正中线稍外侧锯断下颌骨，再向上翻开固定。

（2）再次检查并进一步修洁**二腹肌后腹**和**茎突舌骨肌**。细心追踪面动脉到下颌下腺后面，找出**面动脉**在此处分出的**扁桃体动脉和腭升动脉**。追踪下颌下腺深部和**下颌下腺管**到下颌舌骨肌后缘深面。找出舌下神经上方的**舌神经**和连于舌神经下方的**下颌下神经节**。

（3）切断**下颌舌骨肌神经**，将二腹肌前腹向下翻，进一步修洁并观察下颌舌骨肌。在下颌舌骨肌起点稍下切断该肌，向前下翻开，注意口底黏膜恰在该肌起点上方由下颌骨的内侧面伸展到舌下，不要损伤它。

（4）下颌舌骨肌翻开后，**舌骨舌肌**就完全暴露，它的前方由上而下有**舌下腺**、**颏舌肌**和**颏舌骨肌**，它的后方由上而下有**茎突舌肌**、**茎突舌骨韧带和茎突咽肌**。舌咽神经绕过茎突咽肌向前进入舌骨舌肌后缘深面。在舌骨舌肌表面由上而下有**舌神经**、**下颌下神经节**、**下颌下腺深部和导管以及舌下神经**等，分离并修洁这些结构。

（5）沿舌骨上缘切断舌骨舌肌，将其向上翻起，注意不要损伤其浅面的结构，在舌骨大角上方找到**舌动脉**，向前追踪。

二、解剖颅部

（一）解剖颅顶部软组织

1. 切口

将尸体头垫高，把颅顶正中矢状皮肤切口向后延续到**枕外隆凸**，并从颅顶正中作一冠状切口向下到耳根上方，再向下切开耳根前、后的皮肤，翻去头部所有剩余皮片。

2. 解剖浅筋膜内结构

（1）在前额找到已找出的**滑车上神经**和**血管**、**眶上神经**和**血管**，以及颅顶肌的额腹，向上追踪修洁直到**颅顶腱膜**的前部，注意颅顶腱膜的外侧缘越过颞线向下伸展到颞部。

（2）向上追踪**面神经颞支**，同时修洁颞膜前部。如果面部解剖时没有找出**耳颞神经**，这时可再进行寻找。

（3）向上追踪**颞浅血管**和**耳颞神经**，追踪修洁时可看到包在**颅顶腱膜**伸展部中的耳前肌和耳上肌，它们有时连成一片，修洁这两块肌和全部颞筋膜。

（4）在耳郭后面，追踪并修洁**耳大神经**、**枕小神经**、**耳后血管**和**耳后神经和耳后肌**。

（5）将尸体翻转，面部朝下，在枕外隆凸处的浅筋膜中找出由颈部上升的**第 3 颈神经**末支。在距枕外隆凸外侧 2.5 cm 处切开浅筋膜，找出**枕动脉和枕大神经**，追踪它们到颅顶。

3．解剖帽状腱膜、腱膜下疏松结缔组织和颅骨外膜

（1）从上向下，修洁**颅顶腱膜**的后部和颅顶肌的**枕腹**，注意不要损伤血管和神经。

（2）在正中线切开颅顶腱膜，插入刀柄，检查其下的**疏松结缔组织**和颅顶肌前、后、左、右相连情况。分层仔细观察**帽状腱膜**、**腱膜下疏松结缔组织**和**颅骨外膜**。

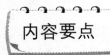

内容要点

一、颅骨（脑颅、面颅）

1．颅骨

23 块：脑颅骨 8 块，成双的有顶骨、颞骨，单块的为额骨、枕骨、筛骨、蝶骨；面颅骨 15 块，成双的有泪骨、鼻骨、下鼻甲骨、颧骨、上颌骨、腭骨，单块的为下颌骨、犁骨、舌骨。下颌骨（水平部分为下颌体，垂直部分为下颌支），主要结构有冠突、髁突、下颌头、下颌角、下颌孔、下颌管、颏孔。

2．颅的整体观

（1）颅顶观：冠状、矢状、人字缝。

（2）颅的后面观：枕外隆凸。

（3）颅的侧面观：颧弓、颞窝、翼点、颞下窝。

（4）颅的前面观：① 眶：眶上切迹、眶下孔；② 鼻腔：梨状孔、鼻后孔。

二、头肌

（一）面肌（表情肌）

1．起止

大部分起自面颅骨表面，止于面部皮肤。

2．作用

牵拉面部皮肤，产生表情。

3．神经支配

由面神经分支支配。

（二）咀嚼肌

1．肌名称

咬肌、颞肌、翼内肌、翼外肌。

2．起止

起点：颅底颅骨；止点：下颌骨。

3．神经支配

由下颌神经支配。

4．作用

运动颞下颌关节,与咀嚼、说话功能有关。

三、面部的血管

1．动脉

面动脉、颞浅动脉、上颌动脉(见颈外动脉处)。

2．静脉

颅内、外静脉吻合。

(1)面浅部:路径——颈内静脉←面静脉←内眦静脉←眼上、下静脉→海绵窦。面部危险三角:范围——两侧口角与内眦之间;危险的原因——① 面静脉在此三角区内无静脉瓣;② 面静脉表浅易受压;③ 经眼静脉与海绵窦交通。

(2)面深部:路径——颈内静脉←上颌静脉←翼静脉丛→圆孔、卵圆孔等颅底导静脉→海绵窦;临床意义——颅底的感染如耳源性、牙源性感染等可经导静脉蔓延到海绵窦。

(3)颅顶:路径——颈外静脉←颞浅静脉、枕静脉等←颅顶静脉网→导静脉→板障静脉和上矢状窦。颅顶危险区:位置——帽状腱膜下隙;危险的原因——感染可经颅顶导静脉向上矢状窦蔓延。

四、面部的神经

(一)三叉神经面部终末支

1．眶上神经和滑车上神经

眶上孔(切迹)和滑车上切迹出面,分布于眶上裂以上区域。

2．眶下神经

眶下孔出面;分布于眼裂与口裂之间区域。

3．颏神经

颏孔出面;分布于口裂以下区域。

(二)面神经面支

以耳垂为中心放射状行向颞区、颧部、颊部、下颌和颈部,支配相应区域面肌。

五、腮腺

(一)腮腺鞘

封套筋膜形成,浅层致密,深层薄弱。腮腺化脓时,易向深部扩散,形成咽旁脓肿。

(二)位置

外耳道与下颌支、咬肌之间。

（三）形态

锥体形,底向外,尖朝向咽旁,分为深、浅两部,以下颌骨后缘(或穿过腮腺的面神经丛作为分界标志)。

（四）毗邻

上邻颧弓、外耳道和颞下颌关节;下邻下颌角;前邻咬肌、下颌支、翼内肌后缘;后邻乳突前缘及胸锁乳突肌前缘上份;深面与茎突诸肌及深部血管神经相邻。

（五）腮腺床

颈内动、静脉、舌咽神经、迷走神经、副神经、舌下神经。

（六）腮腺导管

颧弓下方约 2 cm 咬肌表面,开口于上颌第二磨牙相对的颊黏膜的腮腺管乳头。

（七）穿经腮腺的血管神经

纵行——颈外动脉、颞浅动、静脉、下颌后静脉及耳颞神经;**横行**——上颌血管、面横血管;面神经分支(**由浅入深**:面神经分支、下颌后静脉、颈外动脉及耳颞神经)。

六、颞下区和下颌下区深层的间隙

（一）咬肌间隙

位于咬肌深部与下颌支上部外侧之间,内有咬肌血管神经、疏松结缔组织。

（二）翼下颌间隙

位于翼内肌与下颌支内侧面之间,与咬肌间隙仅隔下颌支,并借下颌切迹相通,内有舌神经、下牙槽神经和血管。

七、面深部的血管神经

（一）颞下区血管神经

1. 上颌动脉
颈外动脉终末支之一。主要分支有**下牙槽动脉**、**脑膜中动脉**、**颊动脉**、**蝶腭动脉**等。

2. 翼静脉丛
位于翼内、外肌之间,与**下颌后静脉**、**面静脉**、**颅内海绵窦**等之间有丰富吻合。

（二）下颌下区深层

1. 上颌神经
圆孔→翼腭窝→眶下裂→眼眶;主要分支有**上牙槽神经**、**眶下神经**等。

2．下颌神经

卵圆孔→颞下窝；主要分支有**耳颞神经、颊神经、下牙槽神经、舌神经、咀嚼肌神经**等。

3．有关神经节

耳神经节、下颌下神经节、翼腭神经节。

4．下颌下腺

见下颌下三角。

5．舌下腺

舌下襞内。

八、额顶枕区

（一）软组织层次以及各层次结构特点

1．皮肤

厚而致密，有大量毛囊、汗腺和皮脂腺。

2．浅筋膜

致密分小隔，致密结缔组织小梁紧密联结皮肤与**帽状腱膜**，浅筋膜内血管神经行走于小隔内。

3．帽状腱膜与枕额肌

帽状腱膜坚韧致密，前连枕额肌额腹，后连枕腹，两侧与颞筋膜相续。

4．腱膜下疏松结缔组织（腱膜下间隙）

位于帽状腱膜下与骨膜之间的疏松结缔组织，此间隙前至眶上缘，后达上项线。此外，间隙内静脉经导静脉与颅骨的板障静脉及硬脑膜静脉窦相通，若发生感染，可蔓延继发为颅骨骨髓炎或颅内感染，故称为颅顶区的"危险区"。

5．颅骨外膜

致密，覆盖颅骨表面，并在颅缝紧密愈着骨面。

（二）血管神经

1．来源

前组——**眶上神经血管和滑车上神经血管**；外侧组——**颞浅血管、耳颞神经和耳后神经血管**；后组——**枕血管和枕小神经、枕大神经**。

2．特点

同侧血管吻合丰富，跨中线吻合较差；自下而上从颅底向**颅顶**放射状汇聚。

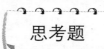

思考题

1．复习总结

（1）简述上颌动脉及其分支，口、鼻、咽的境界、分部、结构、交通。

（2）简述额顶枕区层次结构特点，面浅部层次结构特点，面神经，颅内外静脉吻合通路等内容。

2．案例分析

案例1 患者男性，12 岁。简要病史：2 小时前与玩伴玩耍时不慎头撞击硬物，当时除碰撞部位疼痛外并无大碍。后头顶逐渐肿胀，眼眶出现淤青前来就诊。检查所见：颅顶部右侧有压痛，无破口和出血。颅顶大面积肿胀，手指按压有明显波动感。眼眶皮下瘀斑，右侧明显并有轻度肿胀。

分析：

（1）这是什么病症？

（2）要与什么损伤相鉴别，如何鉴别？

（3）如果颅顶软组织外伤伤口深达本患者发生病变的部位，可能会有什么表现和危险？

案例2 患者女性，19 岁。简要病史：3 天前上唇右侧长疖肿，用手反复挤压。昨天开始头痛、发烧，今天开始伴有呕吐入院。查体所见：T 38.5 ℃，P 100 次/分，BP 100/70 mmHg。神清，但颈项强直。右眼睑有轻度水肿，结膜瘀血，眼球前突，外展受限，上睑下垂，视力障碍。

分析：

（1）这是什么病症？

（2）诊断的依据是什么？

（3）头颅周围有很多的类似危险区，你能举例说明吗？